実は、世界でいちばん歩き方が下手な日本人は
美しく歩くだけで痛みや不調は自然と消える

きれいに歩けば長生きできる

世界標準3Dウォークの奇跡

著 松尾タカシ
（PROGRESS BODY代表）
監修 松田雅弘
（順天堂大学 先任准教授）

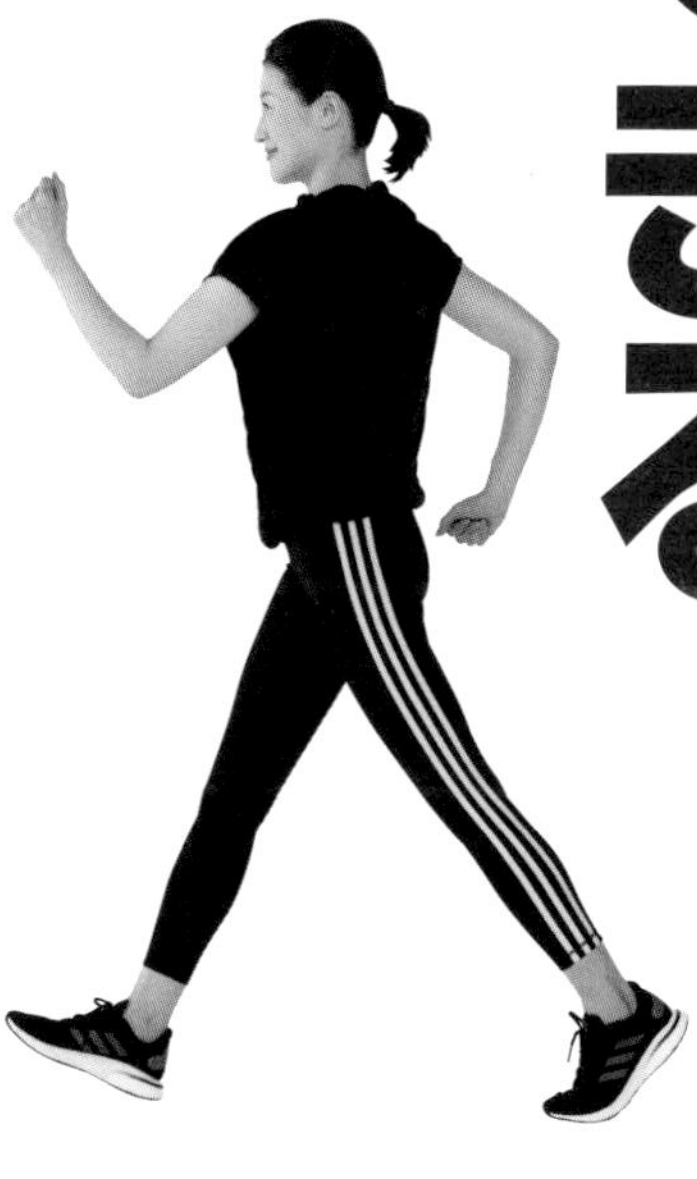

はじめの一歩

「日本人の歩き方」を考えたとき、ある印象的な映像を思い出します。大正時代にモボ、モガと呼ばれた当時最先端のおしゃれをした若者たちです。大正デモクラシーの自由な空気のなか、欧米からもたらされた洋装と、前屈《かが》みになってひょこひょこと小股で歩く姿とのミスマッチが滑稽なほどでした。**それから100年、日本人の生活スタイルは完全に欧米化しましたが、歩き方も変わったのでしょうか。**

そんな素朴な疑問をこの本の著者・松尾タカシさんに訊ねたところ、返ってきた言葉は衝撃的なものでした。

「日本人の歩き方は国際的な標準と比べると、私の知る限り、実は世界でもっとも下手なんです」

猫背気味に、体のひねりを使わず小股で歩いていた印象は、今の日本人も同じだというのです。そして続けて……

「歩き方を変えるだけで、体の不調が改善する方がたくさんいるんですよ」

街を歩く人を観察すると、後ろ姿からも日本人と外国人の差異は明らかです。それは欧米系やアフリカ系だけでなく、なぜか中国や韓国など同じアジアの人とも違います。**彼らは背筋を伸ばし、お尻を軽く振り、大股で堂々と歩いているのです。**

「ヒトを人たらしめたのは、直立で二足歩行をはじめた瞬間」といわれています。人類が類人猿から分岐し、二足歩行をはじめてから600万～700万年。歩くことは人類にとってもっとも根源的な営みであり、**もっともかんたんで、持続できるエクササイズになるのです。**

あなたは、正しく歩くだけで
美しくウォーキングするだけで
体を心地よくリセットできる。
人生が健やかで楽しいものになっていく。

きれいに歩けるようになれば、誰もが人生を変えていけるのです。

「歩き」を変えて人生が変わった！
7人の体験リポート

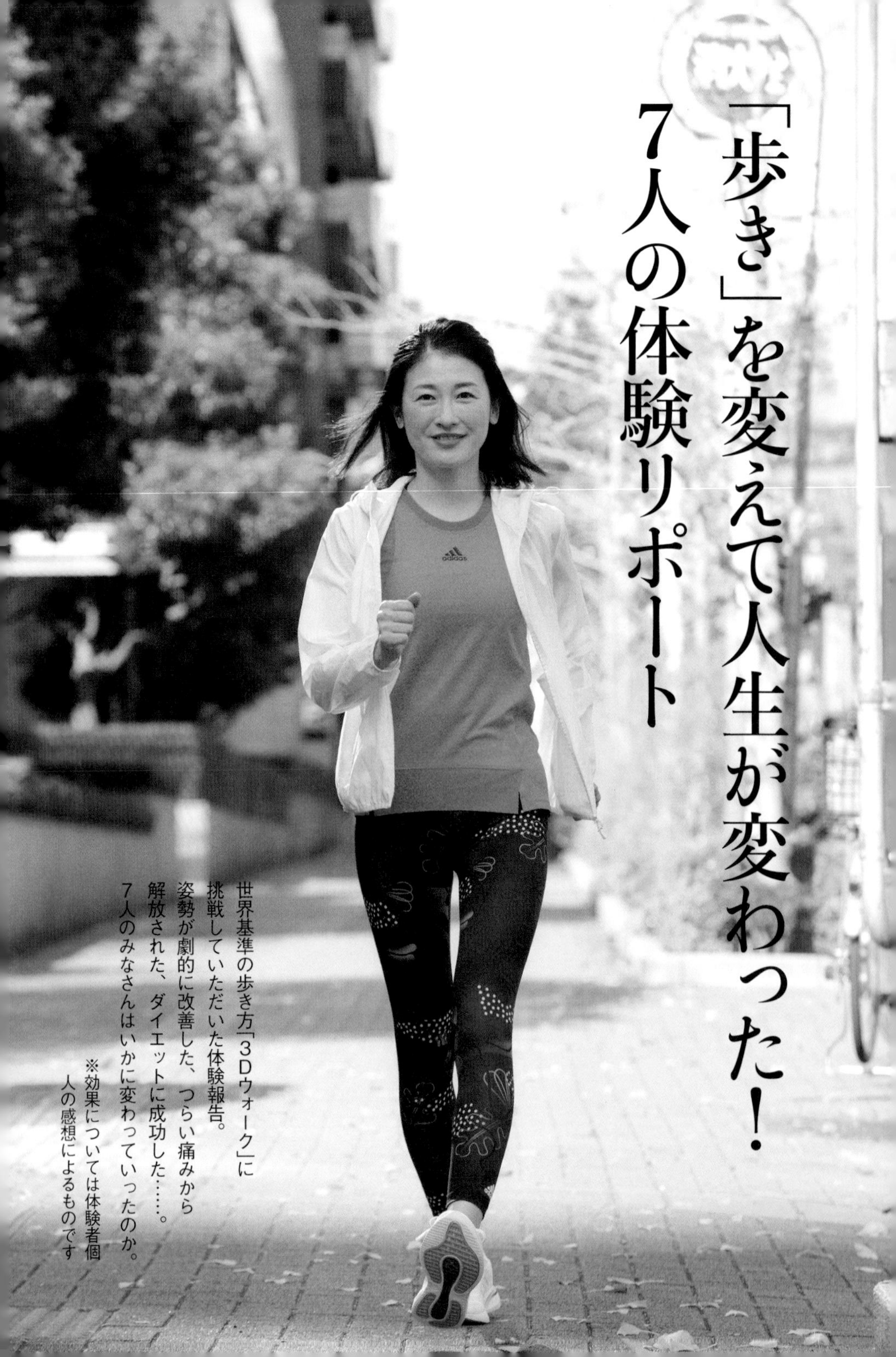

世界基準の歩き方「3Dウォーク」に挑戦していただいた体験報告。
姿勢が劇的に改善した、つらい痛みから解放された、ダイエットに成功した……。
7人のみなさんはいかに変わっていったのか。

※効果については体験者個人の感想によるものです

REPORT

1

姿勢がリセットされ、ひざ痛なども解消 いつまでも溌剌と活動し続けたい！

hideyoさん　63歳　自営業

MATSUO's comment

ひざ痛や股関節痛に悩んでいたhideyoさん。いつまでもしっかり歩きたいと、「３Ｄウォーク」にチャレンジしてくれました。「朝の体操の一環としてやりましたが、このエクササイズ後はいつも体がスッキリしました」。ひざや関節の痛みも軽減したとうれしい報告もいただきました。

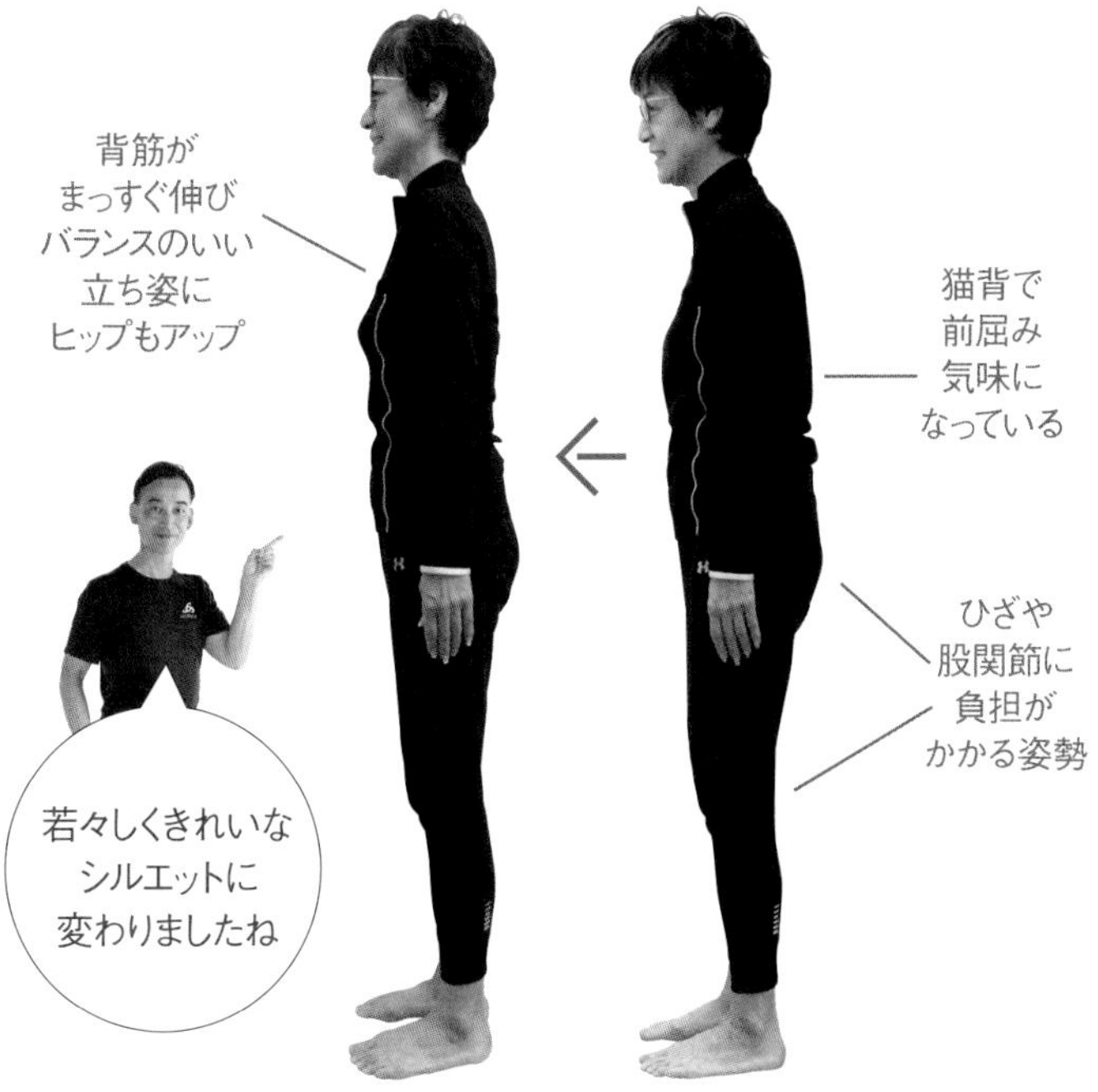
背筋が
まっすぐ伸び
バランスのいい
立ち姿に
ヒップもアップ
猫背で
前屈み
気味に
なっている
ひざや
股関節に
負担が
かかる姿勢
若々しくきれいな
シルエットに
変わりましたね

after　　before

Q1　いつ、どのくらい行った？

A1　毎朝、家の中で10分×3週間

Q2　効果を実感したことは？

A2　ひざなどの痛みが消え、すべての動作がスムーズに

Q3　3Dウォークの魅力は？

A3　かんたんさ、姿勢がよくなったこと

正しく歩くことで体がメンテナンスされ関節の動きの悪さや硬さがなくなった！

SATOSHIさん 61歳 自営業

MATSUO's comment

元アスリートのSATOSHIさんは、朝のウォーキングが日課。でも最近は股関節の動きの悪さや足首の硬さが気になり、それを改善したいと「3Dウォーク」に挑戦してくれました。毎朝ウォーキング時に5〜10分程度、1ヵ月半続けたところ姿勢が改善。足の動きもスムーズになりました。

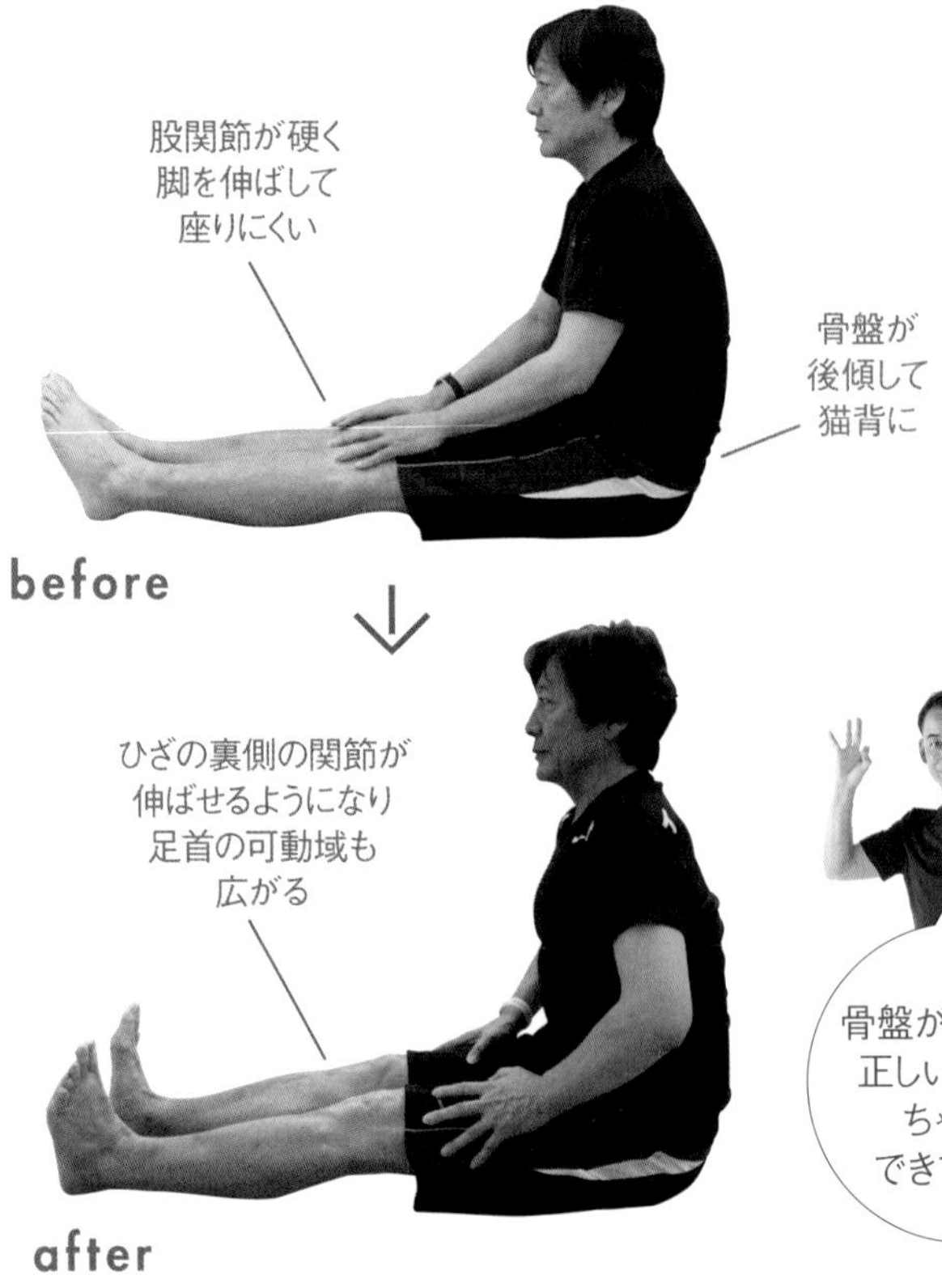
股関節が硬く
脚を伸ばして
座りにくい
骨盤が
後傾して
猫背に
before
ひざの裏側の関節が
伸ばせるようになり
足首の可動域も
広がる
after

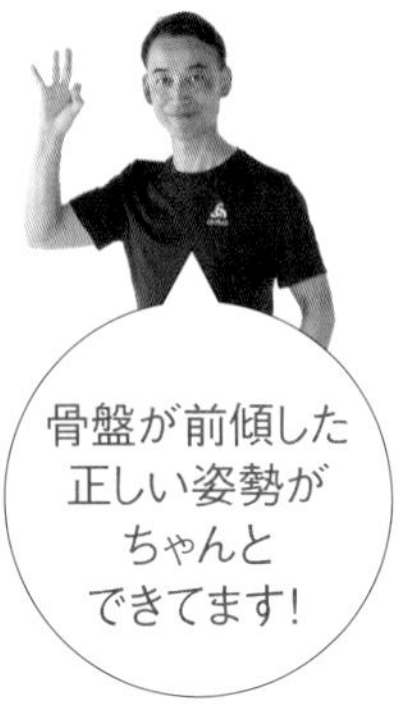
骨盤が前傾した
正しい姿勢が
ちゃんと
できてます!

Q1 気になっていたことは？
A1 股関節の不調、足首の硬さ

Q2 効果を実感したことは？
A2 違和感なく歩けるようになった

Q3 3Dウォークの魅力は？
A3 専門家の考案なので安心して行える

REPORT

3

体重4・5キロ減&ウエスト7センチ減！ 毎日、3Dで歩くだけで自然にやせました

Y・Kさん 41歳 主婦

MATSUO's comment

ダイエットを目標に「3Dウォーク」を本当によく頑張ってくれたY・Kさん。無理な食事制限や激しい運動もせず、正しく歩くことによって健康的に美しくやせることに成功しました。脚のつけ根の痛みにも悩んでいたとのことですが、こちらもスッキリ消えたそうです！

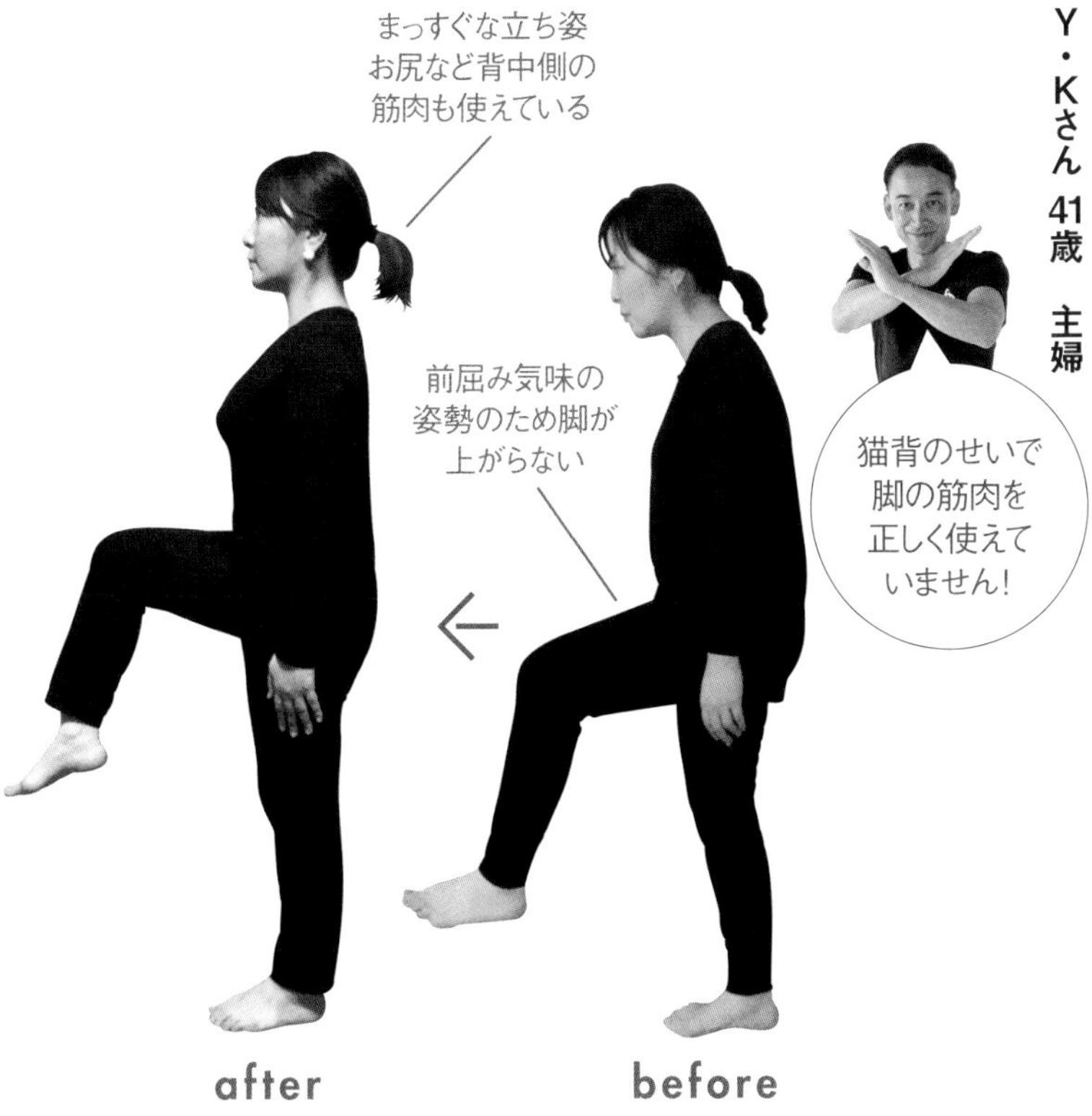
まっすぐな立ち姿
お尻など背中側の
筋肉も使えている
前屈み気味の
姿勢のため脚が
上がらない
猫背のせいで
脚の筋肉を
正しく使えて
いません！
after
before

Q1 気になっていたことは？

A1 ダイエットしたい、脚のつけ根の痛み

Q2 効果を実感したことは？

A2 体重が自然に減っていった

Q3 3Dウォークの魅力は？

A3 日常生活に組み込めるエクササイズ

REPORT

4

姿勢がよくなって若々しさを取り戻せた

まさみんさん　39歳　主婦

MATSUO's comment

姿勢や歩き方にクセがあり、歩くだけで疲れやすかった、まさみんさん。お子さんを寝かしつけてから室内で「３Dウォーク」を続けていただき、立ち姿が美しく改善。颯爽と歩けるようになりました。

Q1　気になっていたことは？

A1　肩こり、疲れやすい、ダイエットしたい

Q2　一番うれしいことは？

A2　肩こり改善、歩くのが速くなった

Q3　3Dウォークの魅力は？

A3　自宅で手軽にできるので続けられる

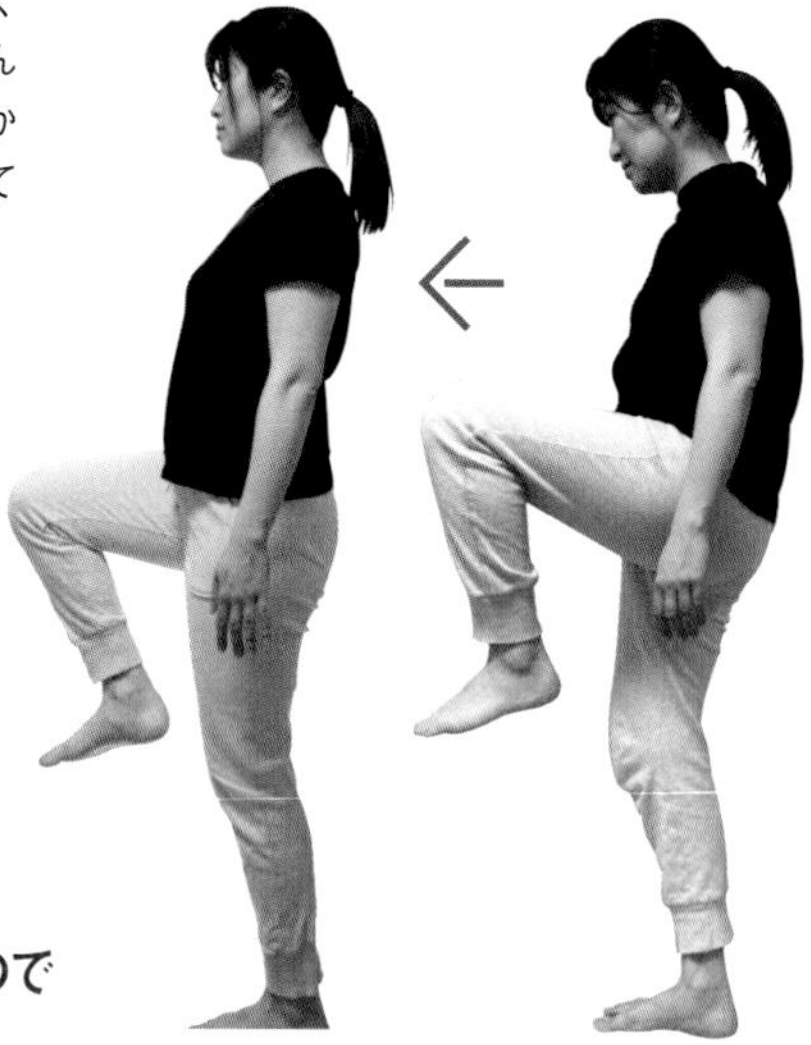

after　←　before

REPORT

5

肩こり、腰痛、ひざ痛……不調が一気に解けました

Yenさん　50代　主婦

MATSUO's comment

忙しい家事の合間のスキマ時間に毎日「３Dウォーク」を頑張ってくれたＹｅｎさん。日常の姿勢が原因と思われるひざ痛なども軽減し、まっすぐキレイに立てるようになりました。

Q1　気になっていたことは？

A1　姿勢が悪い、ひざ痛、便秘

Q2　一番うれしいことは？

A2　姿勢がとてもよくなった！

Q3　3Dウォークの魅力は？

A3　運動が苦手でも続けられた

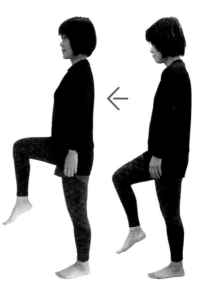

after　←　before

REPORT

6

痛みや不調に悩むことなく いつまでもアクティブに

yumiさん　56歳　主婦

MATSUO's comment

姿勢の悪さに由来する首こり、腰痛、O脚に悩んでいたyumiさん。「3Dウォーク」で歩き方を修正することで、姿勢がとてもよくなりました。その結果、長年悩まされてきた腰痛も解消しました。

Q1　いつ、どのくらい行った?

A1　朝のエクササイズ時に 5分×1ヵ月

Q2　効果を実感したことは?

A2　朝に行うと 体が温まります

Q3　3Dウォークの魅力は?

A3　かんたんで 覚えやすい

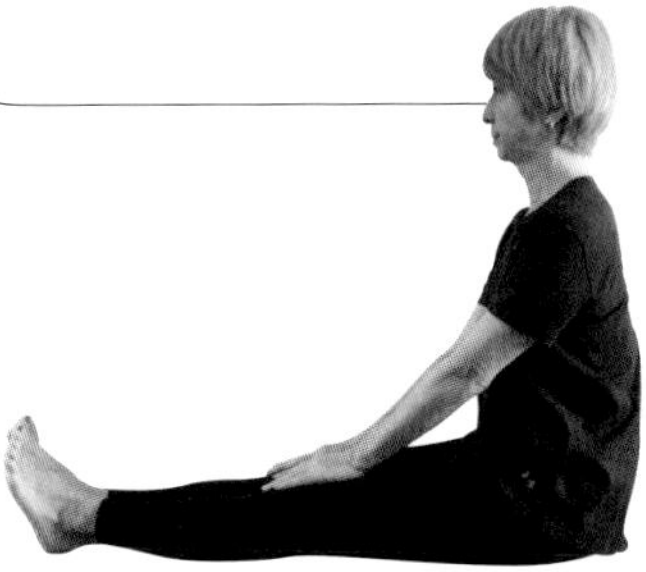

before

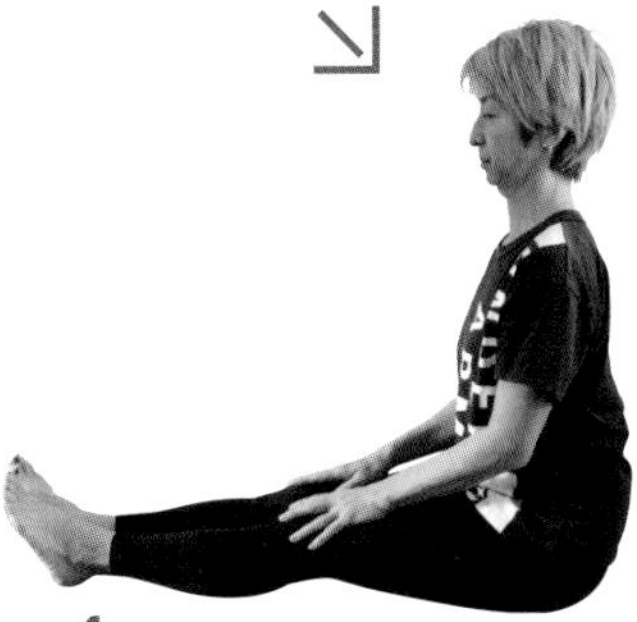

after

REPORT

7

歩くことで代謝が上がって 気持ちも明るくなりました

ともちゃんさん　61歳　主婦

MATSUO's comment

歩くことに苦手意識があったようですが、「3Dウォーク」を続けたところ、代謝も上がり、長時間歩けるように。体調も改善し、「いろいろな場所に出かけてみたい」と気持ちも明るく前向きに。

Q1　気になっていたことは?

A1　外反母趾。 歩き方を改善したい

Q2　一番うれしいことは?

A2　長時間歩けるように なり、階段も楽に

Q3　3Dウォークの魅力は?

A3　気持ちが 前向きになってきた

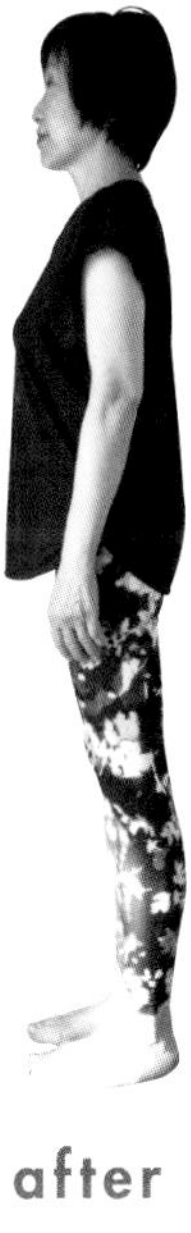

after

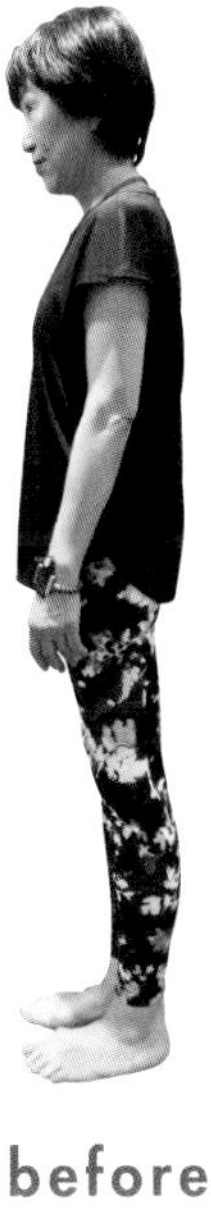

before

prologue

〜世界基準の「歩き」で手に入れる最高の人生〜

この本を手に取ってくださった方は、「何歳になっても自分の脚で歩き、人生を楽しみたい」と考えていらっしゃると思います。今、自由に歩ける方にとって、歩けない自分を想像することは難しいでしょう。しかし、このままの歩き方を続けていると、寝たきりや要介護になる危険性は、あなたが思い描くよりずっと身近にあるのです……。

わたしは大学で陸上の短距離選手をしていました。「走り」の研究のため五輪や世界陸上の選手をチェックしていましたが、そのとき日本人と海外アスリートのランニングフォームが違うことに気づきました。世界の選手は重心を高く保ち、体をツイスト(回旋)させながら効率よく使い、力強い推進力を生み出す走りをしていました。そして「歩き」という運動についても、同じような差異を見つけたのです。

日本人は外国人の体と比べるとお尻の発達が乏しく、ガニ股やO脚気味の人が多くいます。また歩行時には猫背気味に前傾し、小さな動きで小股で歩く傾向にあります。歩行スピードも遅くなりがちで、運動力学的にも合理的ではありません。この間違った歩き方を続けていると、骨格がゆがみ、筋肉が偏り、若い方でも肩こりや腰痛など、さまざまな不調が起こりやすくなります。さらに歳を重ねると、つまずきや転倒を起こしやすくなり、転倒などのケガから歩けなくなる人もいます。

「人生100年時代」に向かう現在、いつまでも颯爽と歩けることは豊かな生活を送るための基本です。世界基準の歩き方が〝立体的な3D〟だとしたら、日本人の歩き方は〝平面的な2D〟で止まったまま。そこで運動習慣がなくて忙しい方でも一日数分でできて、正しい歩き方を身につけられる最新のエクササイズを考案しました。

「3Dウォーク」を身につけて、最高の人生をお過ごしください。

松尾タカシ

第1章 日本人はどうして歩き方が下手なのか

第2章
美しく歩けば 体が変わる 健康になる

第3章

3Dウォークは「3つの歩き」でつくる！……57

第4章 体の不調をウォーキングで改善！［実践編］

第1章

日本人はどうして歩き方が下手なのか

第1章

服はおしゃれでも歩き方が残念な日本人

日本人の女性は、流行に敏感でおしゃれが大好き。ファッションやメイクに対しても研究熱心だし、スタイルにも気をつかっています。それなのに、歩き方は悪い意味で世界から注目されているようです。

オムロン ヘルスケア株式会社と株式会社ワコールが共同で行った調査（※）で、外国人男性に日本人女性の残念な部分を尋ねたところ64％が「歩き方が残念」と回答。さらにハイヒールを履いた歩き方については90％が「不格好」と答えたそうです。

背筋を伸ばして地面を蹴り、颯爽と歩く欧米人に対して、日本人に多い、猫背でひざを曲げ、足を引きずりながらチョコチョコ歩く姿は、世界基準ではおかしく見えてしまうようです。「どうしてハトのように歩くのか」「日本人は中国人や韓国人と顔のつくりは似ているが、歩き方が悪いから見分けやすい」「トイレを我慢しているような歩き方」など、世界各国から辛辣な意見が聞こえてきます。

歩き方が下手なことくらい、たいしたことはないと思うかもしれませんが、それは大きな間違い。正しい歩き方を身につけるのと、つけないのとでは、これからの健康や人生に大きく差がついていきます。今まで歩き方を意識したことがない人は、動画などで自分の歩く姿を観察してみると、その姿に驚くことでしょう。

※「外国人男性に聞いた日本人女性の歩き方に関する調査」

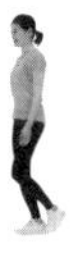

第1章

歩き方が下手な理由は弥生時代の歩き方を今も引きずっているせい

世界各国に比べて日本人はどうして歩くのが下手なのでしょうか？
その国の生活環境や人類学的背景が行動や習慣に与える影響は大きいもの。日本人の歩きが下手なのは、我が国の歴史や文化が深く関係していると考えられます。

下駄や草履の習慣が影響する「引きずり歩き」

靴を地面にズルズル引きずるように歩く「引きずり歩き」は、日本人特有の歩き方のひとつで、欧米では靴を引きずる音はマナー違反となります。この歩き方の起源は、弥生時代までさかのぼります。

日本では弥生時代に稲作が盛んになりました。当時の遺跡からは、田んぼで足を保護する田下駄《たげた》という履き物が発見されており、田植えや稲刈りでぬかるんだ地面を移動するときは、ひざを曲げて前傾し、足を引きずるように歩くのが適していたと考えられます。

奈良時代に入ると一般庶民もわらじや草履を履くようになり、江戸時代になると下駄、足袋なども広く普及します。江戸時代後期の女性用の下駄には「引きずり下駄」というものがあり、わざと引きずる音を出すことが粋とされていたそうです。

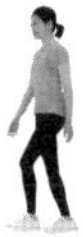

足の前側に体重をかけ、前傾して歩く引きずり歩きは、重心移動がスムーズでないので、足腰にムダな負担がかかってきます。

ちょっと歩いただけなのに、すぐに疲れて休みたくなってしまう人は、歩き方が弥生時代のままなのかもしれません。

「内股歩き」「狭い歩幅」の原因は着物文化

欧米では「ピジョントゥ」(ハトの足)、「ダッキーウォーク」(アヒル歩き)と呼ばれてしまう、日本人の残念な歩き方の代表格が「内股歩き」です。歌舞伎の女形が、女性らしさを表現するために内股歩きをするように、かつては貞淑で上品な日本人女性の象徴でもありました。

内股歩きには、着物が影響しているという研究があります。室町時代の着物は丈が短く、身幅が広くゆったりしていましたが、江戸時代に幕府が反物の寸法を改定したことで、着物の身幅が狭くなり、大股で歩くことができなくなりました。

現代では、若い女性が、かわいく見られたいからという理由でわざと内股歩きをする傾向があり、男性にも内股歩きが増えているといわれています。

内股で小股歩きを続けると、つま先重心となり、ひざ関節が曲がった歩行になることで股関節まわりの筋肉が十分に活用できなくなります。スタイルの崩れはもちろん、ひざや足部への負担が増加することで、年を重ねるとひざ痛から歩行困難にもなりかねません。「かわいい」ではすまされないのです。

体をひねらずに歩く「なんば歩き」はサムライ歩き

日本古来の歩行方法として、さまざまな競技のアスリートから注目されている「なんば歩き」。上半身と下半身をひねらず、右手と右足、左手と左足を同時に出し、重心を低くしてすり足で歩く姿が特徴です。

江戸時代までの日本人は、着物がはだけたり、サムライが脇に差した刀が邪魔にならないように、「なんば歩き」をしていたと考えられています。数百年にわたり、草履や下駄を履いて着物で過ごしてきた日本人が、上流階級を中心に本格的に洋装をはじめたのは明治以降となります。日本人の歩き方が下手なのは、洋服や靴の歴史がまだ浅く、風土に根差した生活習慣が染みついているからかもしれません。

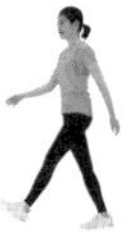

第1章

歩き方が下手だと〝不健康な寿命〟が長くなり寝たきりに⁉

健康寿命は世界2位でも
不健康な期間は長い！

健康寿命の順位	国名	健康寿命（年）	平均寿命（年）	平均寿命と健康寿命の差（年）	不健康な期間が短い順位
1位	シンガポール	76.2	82.9	6.7	6位
2位	日本	74.8	84.2	9.4	134位
3位	スペイン	73.8	83.0	9.2	125位
4位	スイス	73.5	83.3	9.8	162位
5位	フランス	73.4	82.9	9.5	146位

※World Health Organization Life expectancy and Healthy life expectancy Data by country（2016年）

正しい歩き方を身につけないまま年齢を重ねると、骨格がゆがみ、足やお尻の筋肉が衰えていきます。「老化は足から」といわれるように、ちょっとした段差につまずいて転びやすくなったり、ロコモティブシンドローム（※）などで自分の足で歩くのが難しくなってやがて寝たきりになってしまいます。

日本人の平均寿命や健康寿命は世界でも最上位の部類に入ります。しかし実は、せっかく長生きしても要介護や寝たきりなど、健康で自立した生活が送れない期間（平均寿命-健康寿命）は9・4年となり、世界的に見てもけっして短くないのです。つまり日本人は一見すると長寿だけれども、介護を要するような不健康な期間も長くなってしまうのです。

健康で不自由しない期間を延ばして、最後まで自分の足で楽しく歩きたい！　そのためには、正しい歩き方を身につけるしかないのです。

※運動器の障害のため、歩行など移動機能の低下をきたした状態。

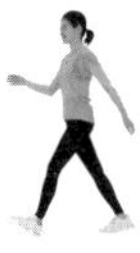

第1章

日本人はナゼできない？世界の人々がやっている正しい歩き方3原則

正しい歩き方3原則

原則 1　まっすぐに立って歩く

原則 2　重心を左右に移動させて歩く

原則 3　体の回旋を使って歩く

それでは正しい歩き方とは、どんなものでしょうか。皆さんも目にしたことがあると思いますが、世の中には、正しいウォーキング方法の情報がたくさんあります。

姿勢はこう、頭の位置はここ、腕はこう、地面への着地はこうなど、どれも大切な要素であることは承知しています。でも、「こんなにたくさんのことを考えながら歩けない」という皆さんの気持ちもよくわかります。

スポーツトレーナーとして、これまで数千人の方々の体を見てきた経験から、日本人の歩き方と欧米人の歩き方の違いを研究し、とにかくシンプルで覚えやすい、正しい歩き方の「3原則」を導き出しました。

上に挙げた3つを満たす歩きが、正しく、美しい歩き方です。これを身につけることは、大げさではなく一生の財産です。80歳、90歳を過ぎている方でも、体は良い方向に変わっていくので、ぜひ覚えてください。

原則

1

+PRINCIPLE

まっすぐに立って歩く

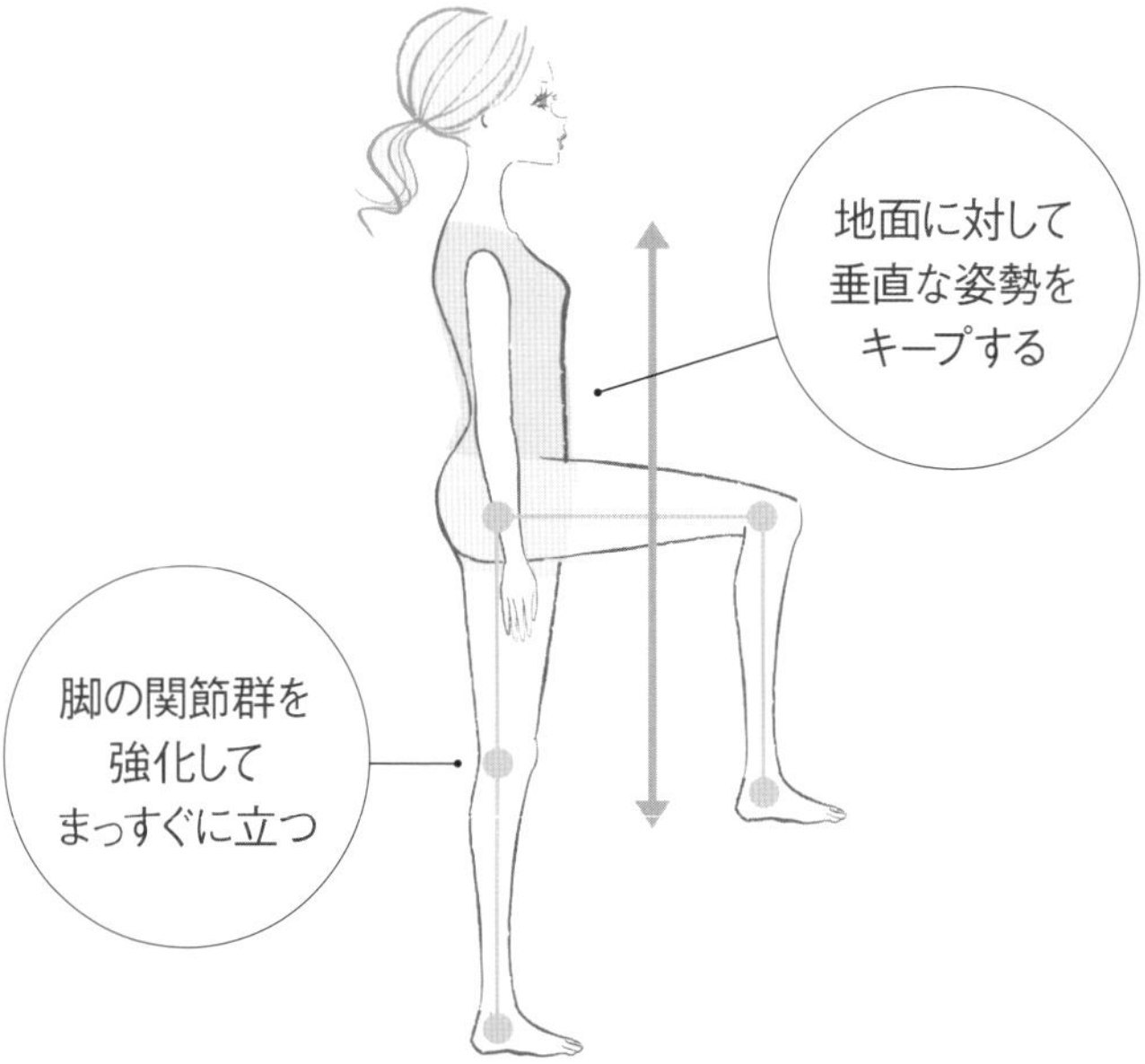
地面に対して
垂直な姿勢を
キープする
脚の関節群を
強化して
まっすぐに立つ

私たちの体は、背筋を伸ばしてまっすぐに立たないと、正しく歩けない構造です。そして、実はこれができる日本人はほとんどいないのです。

その理由として、日本人に多い猫背など前屈み気味の上半身では、骨盤が後傾してひざが伸びず、それに連動してO脚やX脚、外反母趾など下半身に問題が起こります。そのためまっすぐに立った姿勢で歩くことができないのです。また地面に対して体を垂直にキープする「抗重力筋群（※）」と呼ばれる筋肉が衰えることも大きな原因です。

※深層背筋群、大臀筋、腸骨筋、ヒラメ筋など

原則

2

＋PRINCIPLE

重心を左右に移動させて歩く

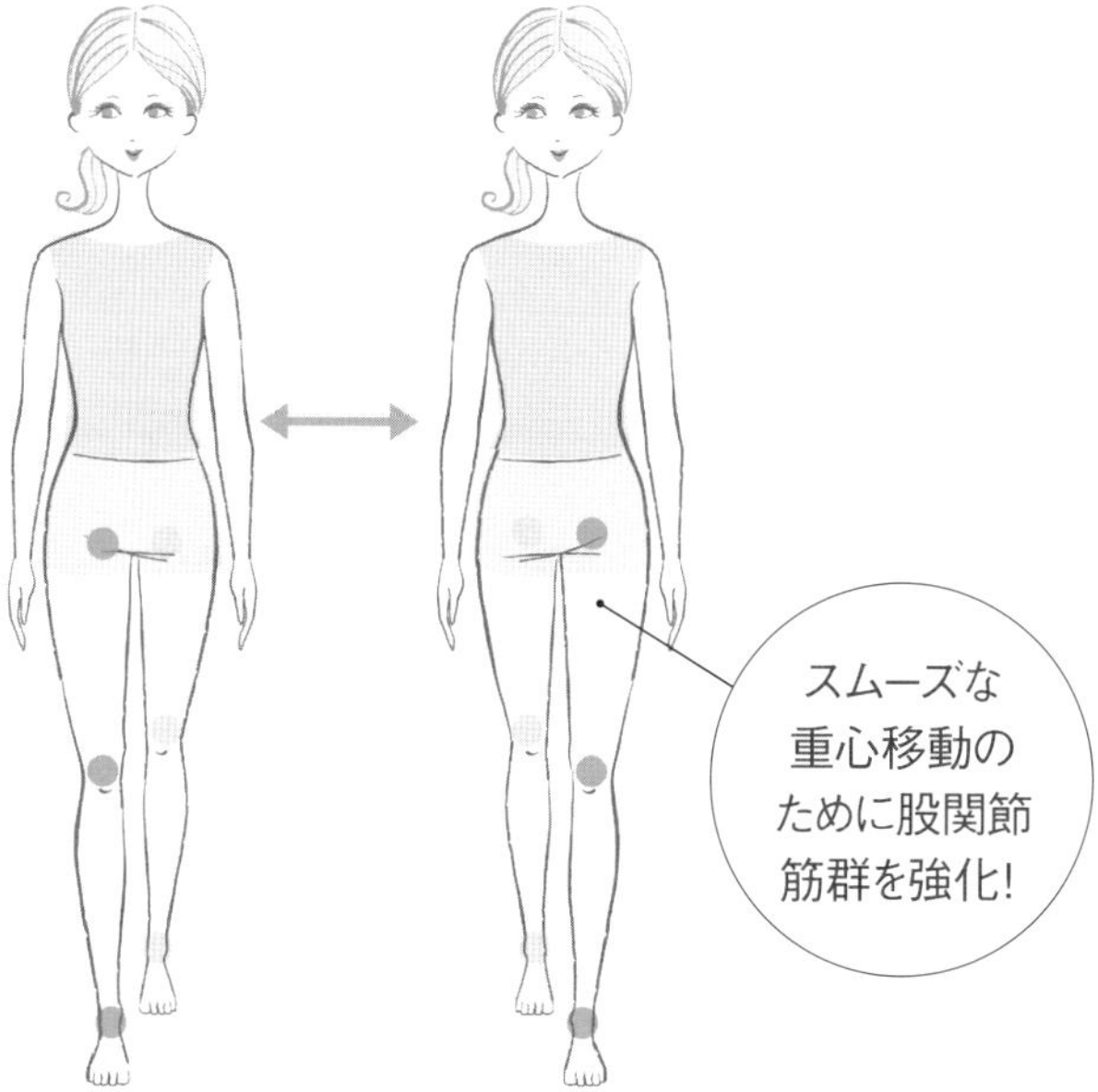

２つめの原則は、歩くときに左右の足の重心移動をスムーズにすることです。右足を地面に着地させて重心をのせたら、次は左足を着地させて重心を右足から左足に移動させます。私たちは常にこの動作を繰り返して歩いています。

ところが、姿勢を支える抗重力筋群が衰えると、片足に重心をしっかりのせて立つことができず、左右の足の重心のキャッチボールがうまくいかなくなります。そうなると関節に負担がかかり、腰痛やひざ痛などの原因になるのです。左右の重心移動がスムーズにできるか確認しましょう。

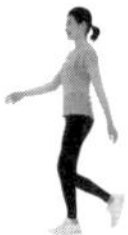

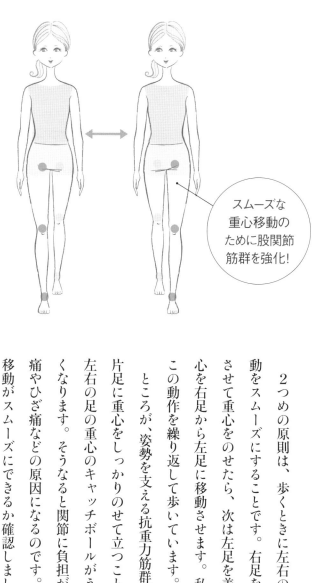

原則

3

＋PRINCIPLE

体の回旋を使って歩く

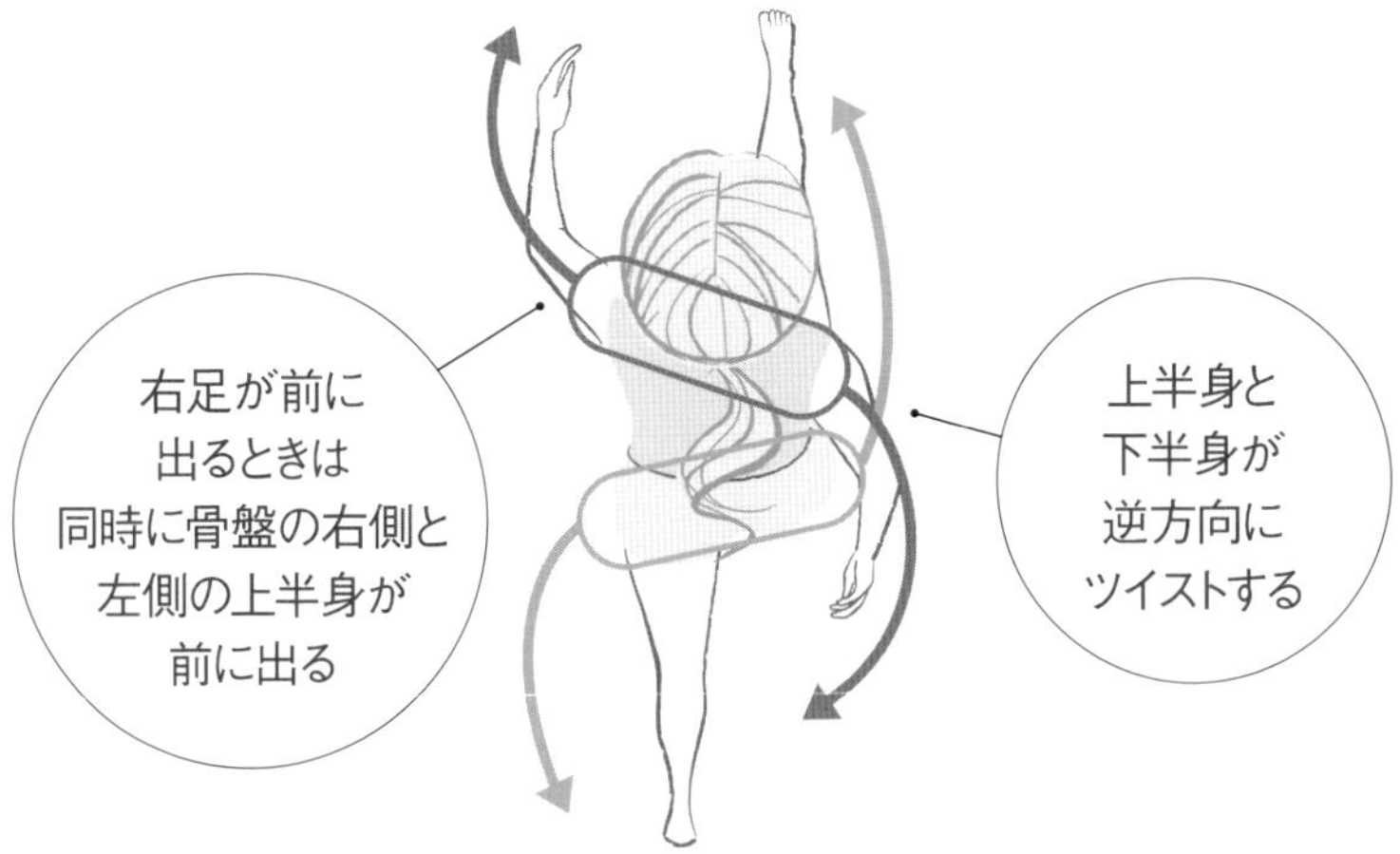
右足が前に
出るときは
同時に骨盤の右側と
左側の上半身が
前に出る
上半身と
下半身が
逆方向に
ツイストする

3つめの原則は、体の回旋を使って歩くことです。回旋とは上半身と下半身(骨盤)をツイストさせる動きのこと。右足が前に出るときは右の骨盤が前に回旋し、同時に胸椎は左が前に出てくる。左足を出すときはその逆の動きと、体の上下のツイスト動作で脚をスイングさせて歩くのです。

日本人に多いのは、猫背で骨盤が後傾し、ひざを曲げて歩くケース。これではうまくスイングできません。体を回旋させて歩くと、歩幅が大きくなり、推進力がアップして前後への重心移動もスムーズになるのです。

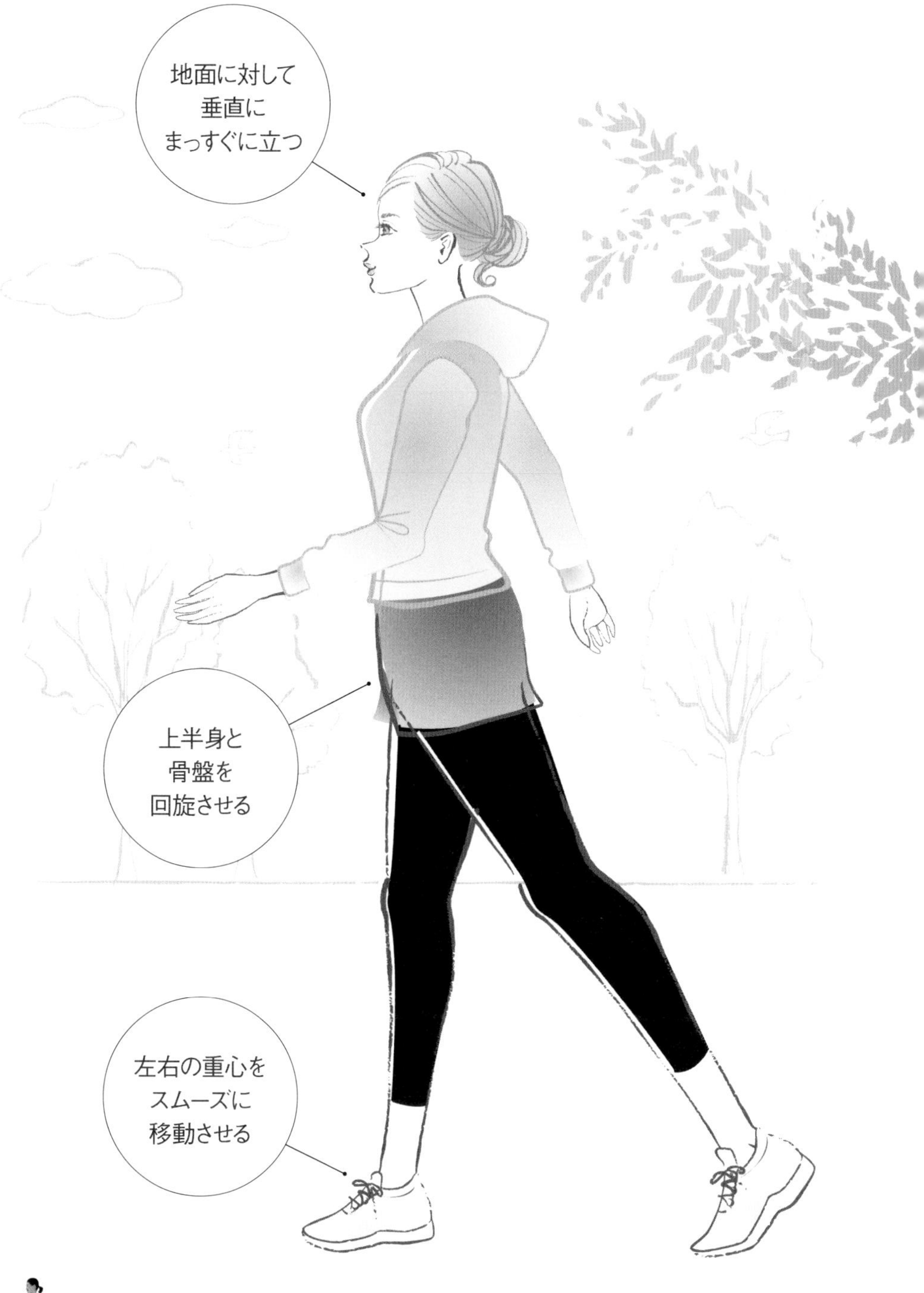
地面に対して
垂直に
まっすぐに立つ
上半身と
骨盤を
回旋させる
左右の重心を
スムーズに
移動させる

第１章

〝3D〟で歩く世界基準と日本的歩行との4つの違い

歩行の8つの場面

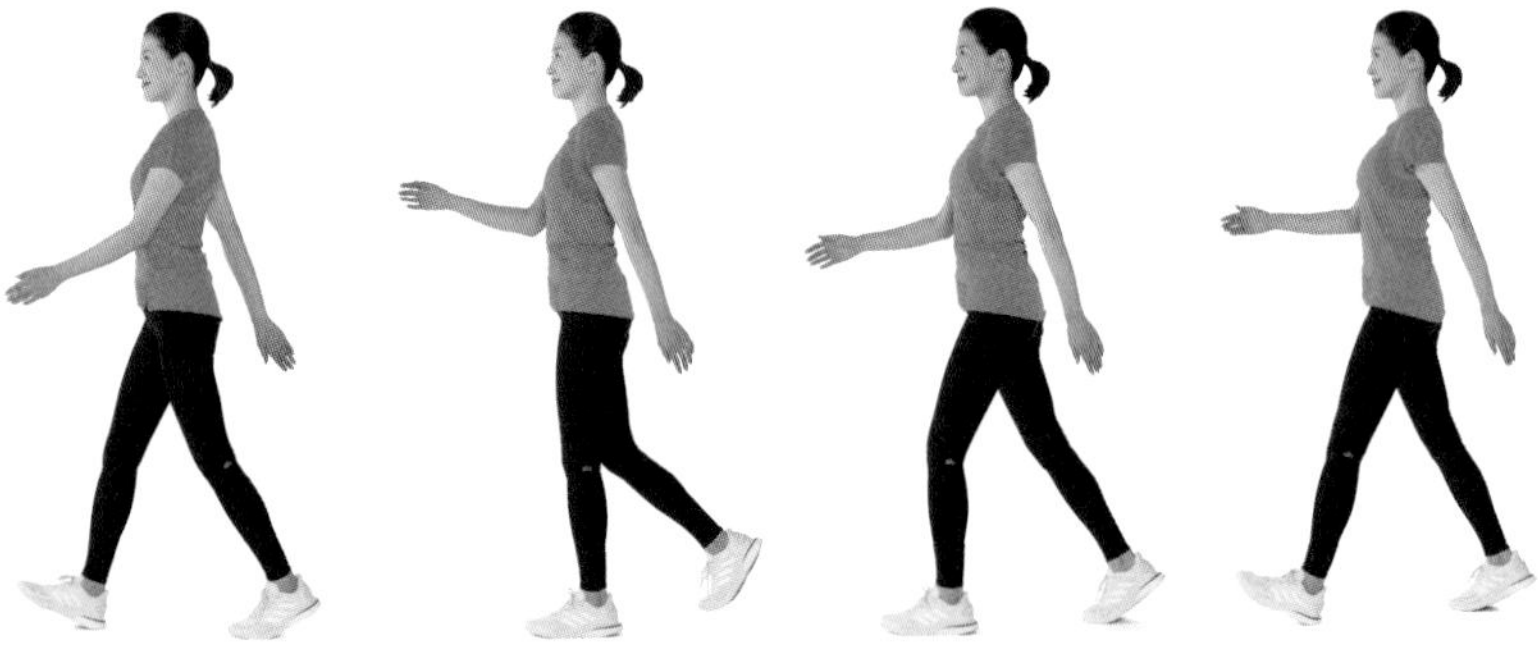

1 イニシャルコンタクト
2 ローディングレスポンス
3 ミッドスタンス
4 ターミナルスタンス

日本人の下手な歩き方を、どうすればかんたんかつ確実に改善できるのかを考えたときに、私が基準にしたのが、ドイツのランチョ・ロス・アミーゴ病院の医師による歩行周期です。

この歩行周期とは「歩く」という一連の動作を、下の写真のように8つの場面に分け、それぞれ筋肉や関節がどのような動きをしているのかをさまざまな角度から観察、分析したものです。現在、世界中の医療従事者や理学療法士、スポーツトレーナーなどが使用しているウォーキングの世界基準です。

日本的な歩き方をこの基準と比較すると、欧米人は体を立体的(＝3D)に使うのに対し、日本人は回旋を使わず平面的(＝2D)に歩いていることに気づきました。8つの場面のうち、特に日本的歩行と世界基準の差が大きい4場面を比べてみましょう。

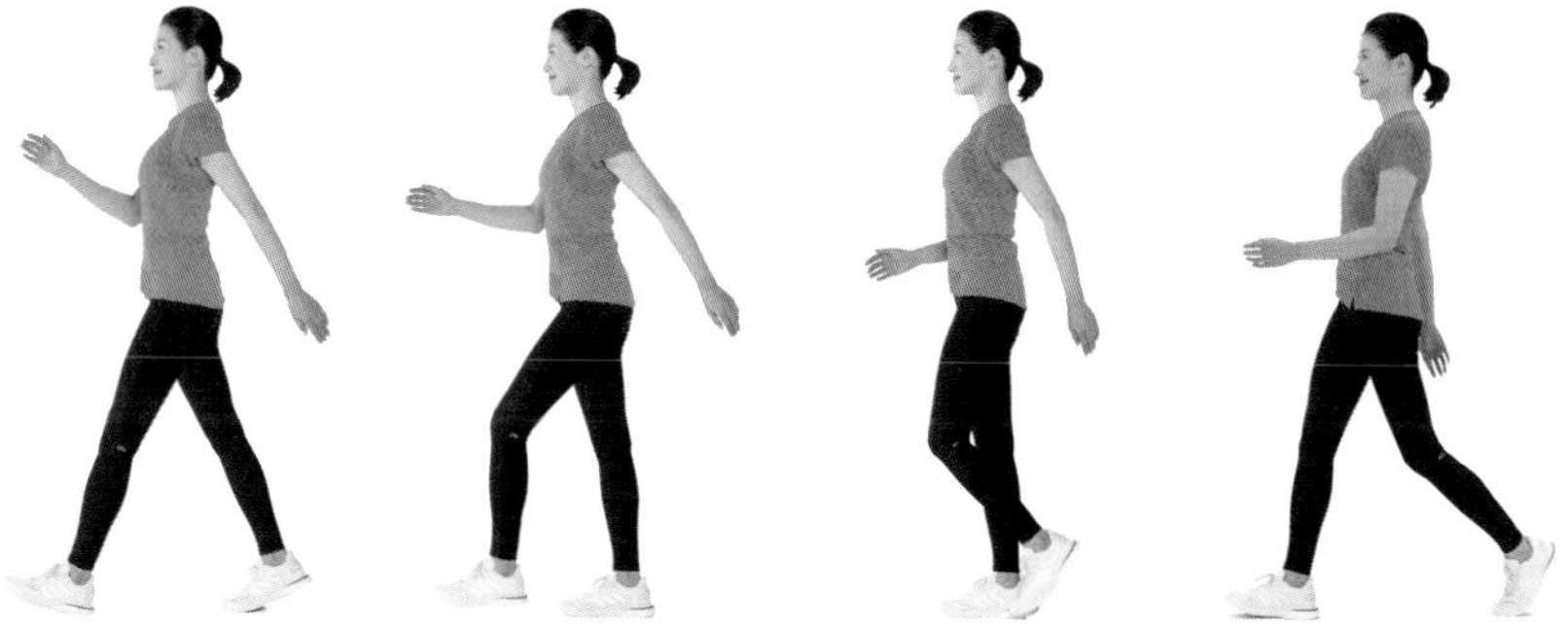

8 ターミナル スイング　**7** ミッド スイング　**6** イニシャル スイング　**5** プレ スイング

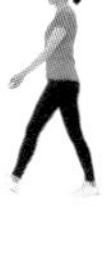

+SCENE

1

イニシャル コンタクト

足が地面に着地する場面

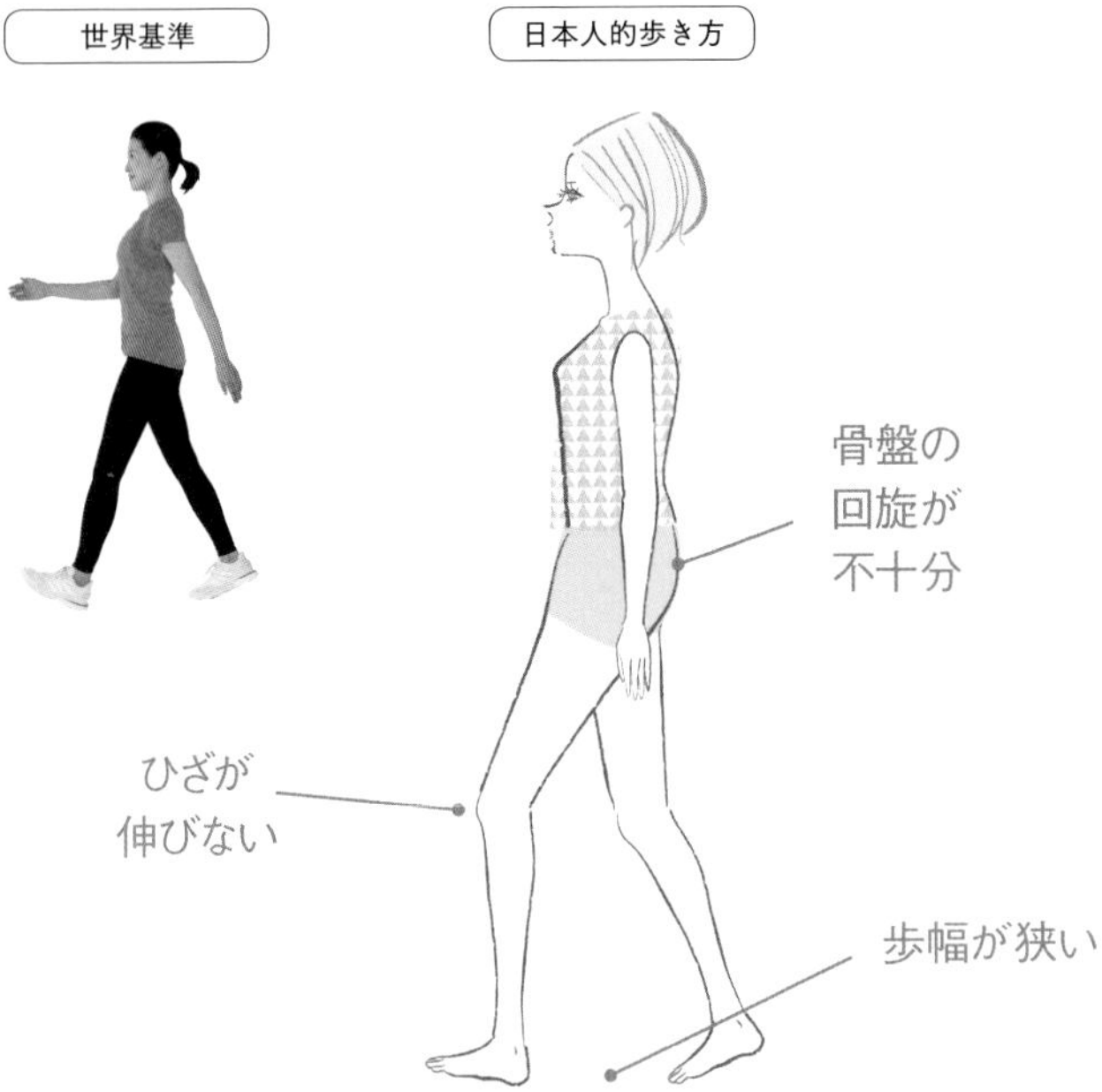

歩行周期は、前に出した足が着地する瞬間からはじまります。このとき世界基準では、骨盤を回旋させ、お尻や脚全体の筋肉を使い大股でひざを伸ばして脚を前に出し、かかとから着地します。

日本人は骨盤の回旋が少なく、太ももの裏側やふくらはぎの筋肉を上手に使えていないので、歩幅が狭くなりがちに。また骨盤が後傾しているため、重心が後ろに下がり、ひざが伸びないまま着地動作に入ります。この歩き方では、股関節やひざ関節に負担がかかってしまい、腰痛や股関節痛、ひざ痛などにつながります。

+SCENE

2

ローディング レスポンス

反対側の足が地面から離れる場面

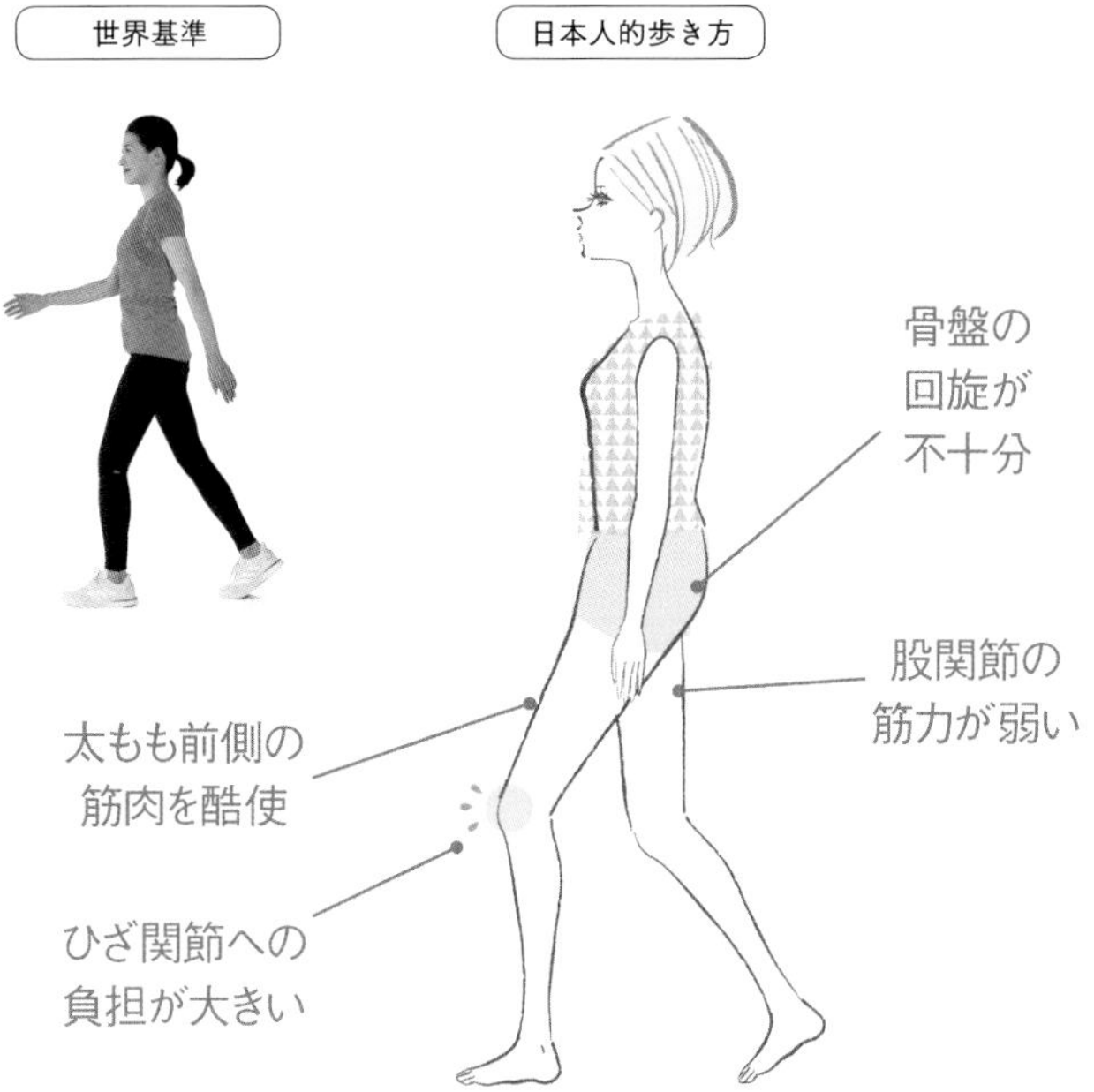

前足が地面に着地し、逆側の足が地面から離れるまでの下半身に荷重がかかる場面です。世界基準では、着地の衝撃をお尻や脚の筋肉全体で吸収しエネルギーに換え、骨盤の回旋を使ってスムーズに進みます。日本人は骨盤の回旋が十分でなく、股関節を伸ばすお尻の筋肉が弱っているために、前足に体重移動するのにひざを深く曲げなければなりません。そのためひざ関節への負担が大きく、ひざ痛や変形性膝《しつ》関節症を起こしやすくなり、また太もも前側やふくらはぎの筋肉を酷使するので、脚が太くなる傾向にあります。

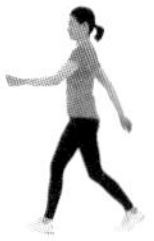

+SCENE

3

ミッド スタンス

重心を前に移動して片脚立ちになる場面

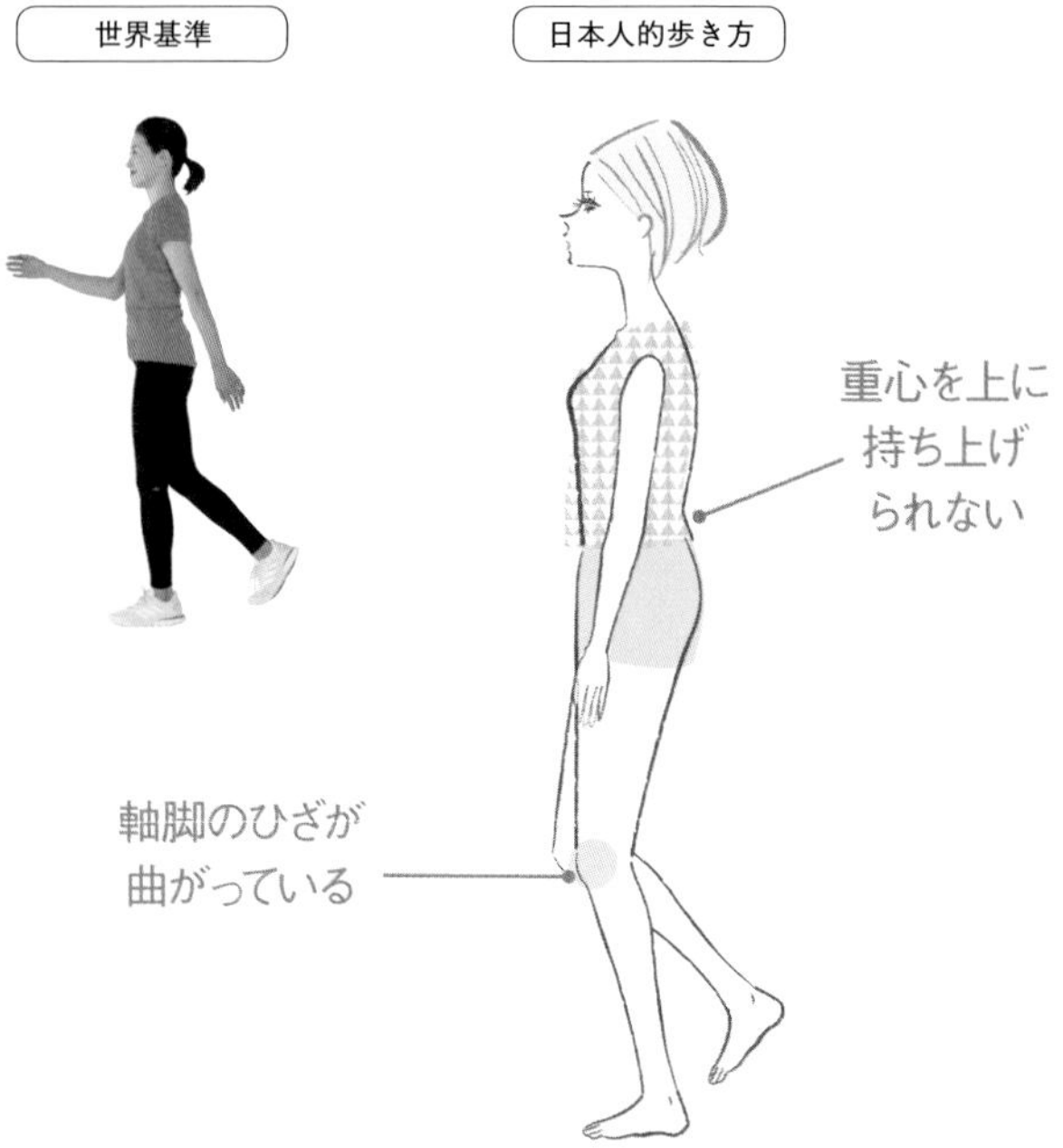

ミッド スタンスとは、着地した逆側の足が地面から離れ、重心が前に移動して片脚立ちになるまでを指します。世界基準では、このとき軸脚の股関節、ひざ関節、足首がほぼ一直線に並び、重心がもっとも高い位置に持ち上がります。

日本人は、ローディングレスポンスで重心を軸脚に十分にのせられないため、そのひざが伸びきらず、体を上に持ち上げられません。それを補うために、腰の位置が低いまま足で地面を掻くように動かすため、余分な力が必要となり、少し歩いただけで疲れてしまいます。

+SCENE

4

ターミナル スタンス

軸脚のかかとが地面を離れる場面

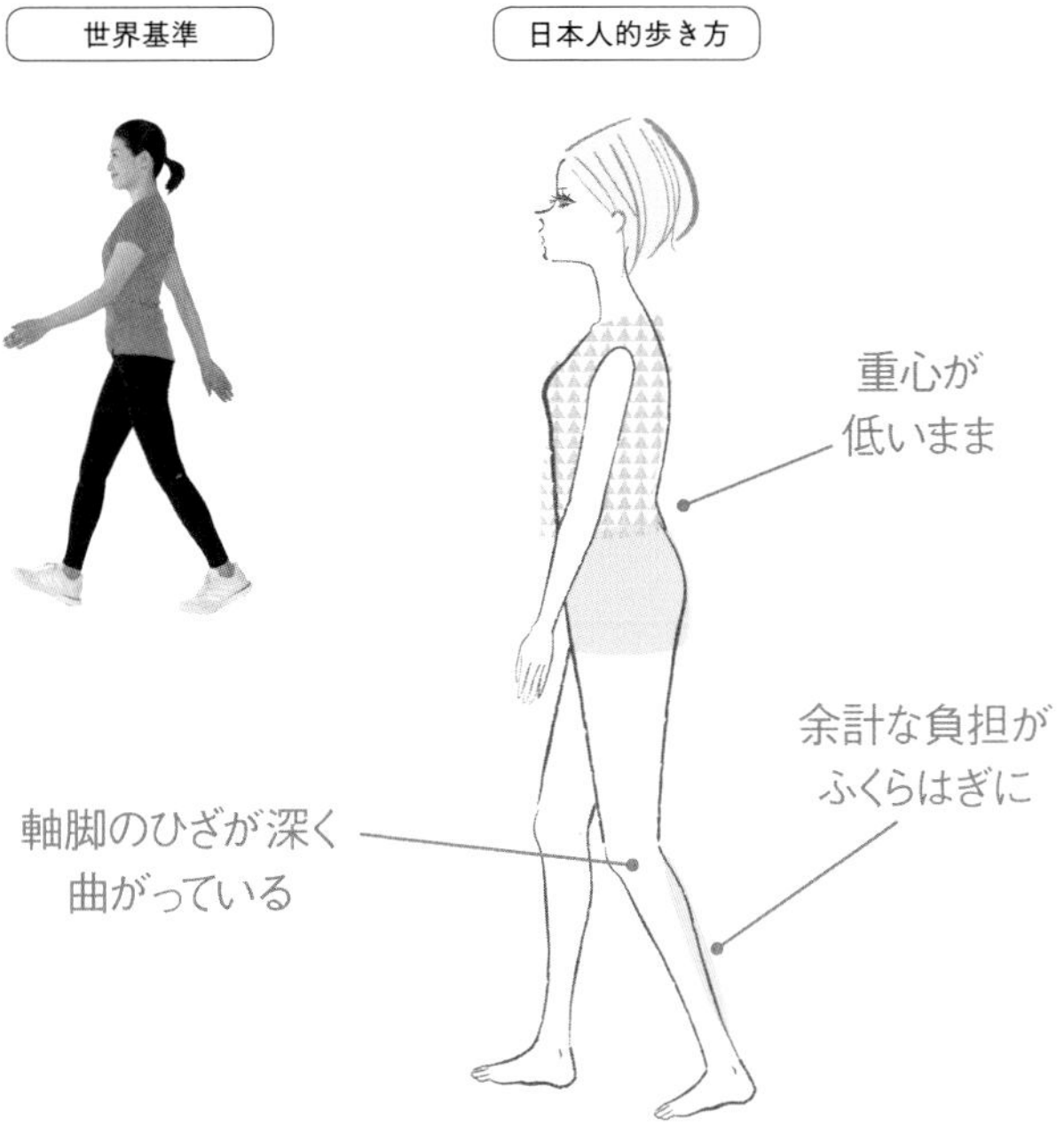

ターミナル スタンスは、簡単にいうと左右の重心移動が行われる場面です。ミッド スタンスで上に持ち上がった重心が一気に下がり、それを支えるために後ろ側の脚のひざ関節が伸びたままかかとが浮き上がり、蹴り出しが起こります。

世界基準では、軸脚のひざは伸びたまま、重心をゆるやかに前方に移動させることで加速され、スムーズに重心の移動が行われます。日本人はミッド スタンスで重心を十分に持ち上げられず、軸脚のひざを曲げたままなので、軸脚のふくらはぎの筋肉に頼った蹴り出しになっています。

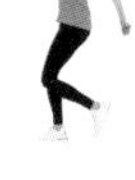

WALKING

＋COLUMN 01

実は欧米の人たちは
スリッパで上手に歩けない⁉

ふだん何気なく室内で使われているスリッパ。カタカナのため、海外で生まれたものだと思っている人も多いのですが、現在、日本で使用されているスリッパは、日本独自の文化を持ったものです。開国によって西洋人が多く訪れるようになった明治時代の初め頃、室内で靴を脱ぐ習慣がない彼らのために、靴の上から履ける靴カバーのようなものとして発案されたといわれています。

実は、親指のつけ根(母指球)に重心をかけて歩く欧米人にとって、スリッパはすぐに脱げてしまい、歩きにくいのだそうです。草履や下駄文化のなごりで、つま先体重で足の親指に力を込めて履き物を足の先でつっかけるようにして歩ける日本人にとって、スリッパで歩くのは造作もないことです。皮肉なことですが、歩き方が〝悪い〟からこそ、かかとの支えのないいわゆるつっかけや、スリッパを履いて上手に歩けるのです。

しかし、親指でふんばる歩き方は脚の筋肉に常に緊張を強いることになります。ふくらはぎや太ももの前側の筋肉が偏って発達するので脚が太くなり、歩くとすぐに疲れてしまいます。全身の筋肉を正しく使って疲れにくい体をつくるために、３Ｄウォークをマスターしましょう！

第2章

美しく歩けば体が変わる健康になる

第2章

間違った歩き方が、体のつらい痛みを生み続ける理由

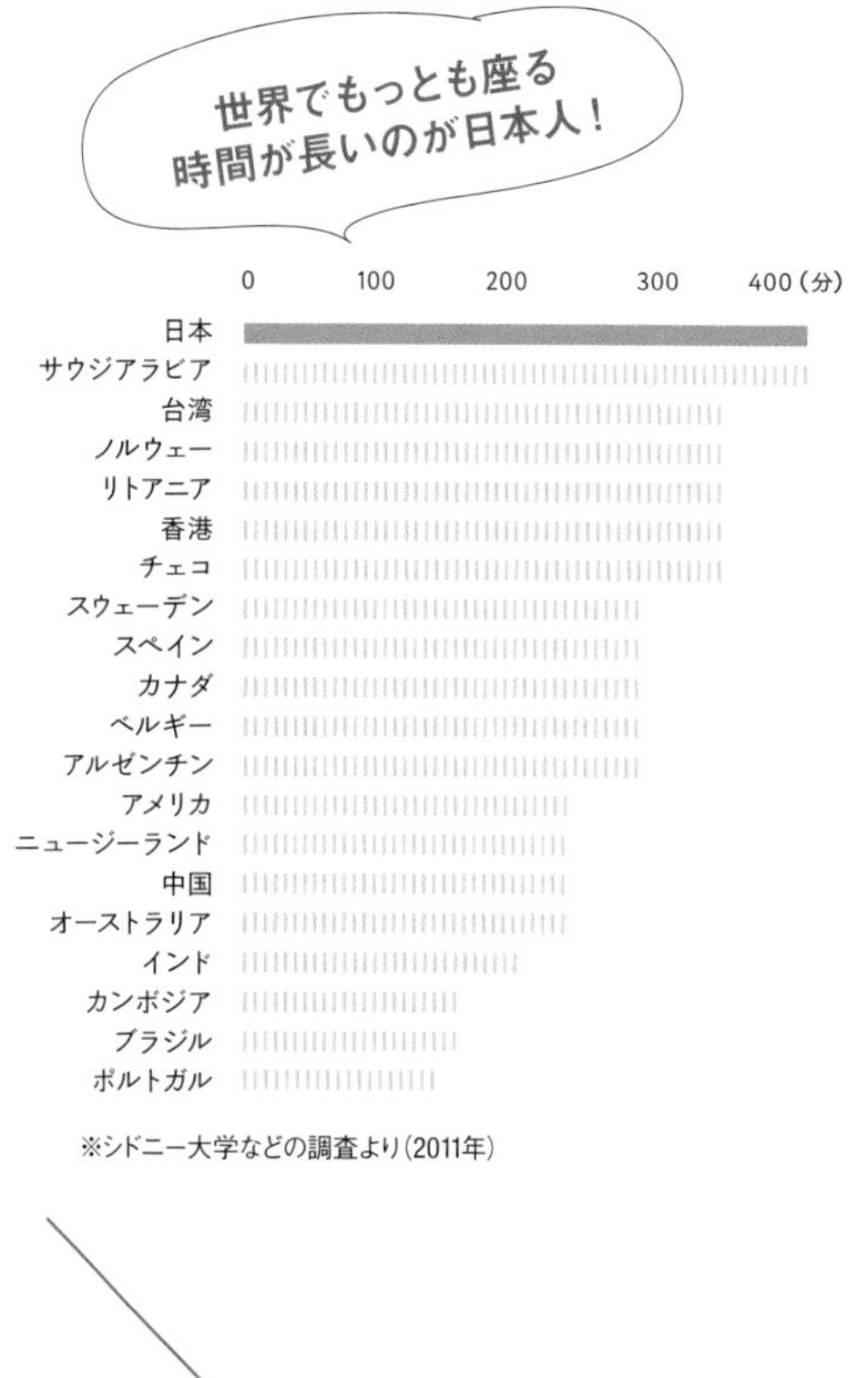

※シドニー大学などの調査より（2011年）

現代人なら誰でも、頭痛や肩こり、ひざ痛、腰痛などのつらさを経験したことがあると思います。特に日本人の女性は痛みに強い傾向にあり、痛くても我慢してやり過ごすことを美徳と思い込んでいたり、「歳だから仕方ない」「これが私の体質だから」と自分に言い聞かせてしまいがちです。

しかし、その痛みの原因が、自分の歩き方だとしたらどうでしょうか……。

私たちが当たり前のように行っている「歩く」という動作は、いくつもの脚の筋肉、体幹やお尻、腰、背中、腕など全身の筋肉と、そこに付随する関節を使っています。さらに、重心を上手に移動させるバランス感覚、血液や酸素を全身に巡らせるための心肺機能も必要になります。つまり間違った歩き方は、常に体のどこかに負担がかかっているつらい状態だといっていいでしょう。

シドニー大学などの調査で、日本人は世界一座っている時間が長いことがわかりました。また、座る時間が長いほど死亡リスクが高まることも報告されています。習慣としてこまめに立ち上がり、短時間でも歩き回ることが不調を防ぐのです。

この章では、間違った歩き方が原因で起こりやすい体のトラブルと、正しい歩き方「3Dウォーク」のメリットを紹介しましょう。

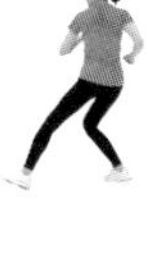

猫背歩きが引き起こす「肩こり」

正しい歩き方の条件のひとつは、「まっすぐに立つ」ことです（P30参照）。まっすぐに立ったとき、背骨や首は本来、ゆるやかなS字を描いてカーブすることで頭の重さを支え、歩くときに足が地面から受ける衝撃を吸収して和らげています。ところが猫背でうつむきがちな姿勢になると、肩が内側に丸まり、頭や首が前に出てS字のカーブがゆがんでしまいます。頭の重さは体重の約10％とかなり重く、首や肩に与える負荷は数倍に増えます。これが肩こりの原因です。

悪い歩きが「頭痛」「めまい」やメンタル面にも影響

さらに頸椎の上のほうに負担がかかると、緊張性の頭痛やめまい、吐き気などが現れやすくなります。また、自律神経にも支障をきたしてしまうこともあるので、イライラや不眠などメンタル面にも悪影響が出てきます。

猫背歩きでは、前に出た頭の重みを支えるために骨盤が後ろに倒れ、ひざを曲げて歩くことも多く、そのために腰や股関節、ひざにまで痛みが広がります。

反り腰が「腰痛」や下腹ポッコリの原因に

女性によく見られるのが、背筋をまっすぐ伸ばしているつもりが「反り腰」になっているケース。原因は、下半身やお腹まわりの抗重力筋群の低下や、ハイヒールを履いて前のめりになった上半身を無意識に元に戻すために表面の背筋を使って腰が反ってしまうことです。反り腰は腰に大きな負担がかかり、慢性的な腰痛を引き起こしてしまいます。反り腰は腰痛の原因になるだけでなく、下腹がポッコリ出たり、ヒップラインが下がったり、美しいスタイルを目指す人にとっては大敵です。

若い世代にも増える、歩きが原因の「ひざ痛」

歩くときには、ひざ関節に大きな体重の負荷がかかりますが、ひざの内側にある軟骨や筋肉や靭帯が支えることで衝撃を和らげています。

ところが間違った歩き方をしていると脚の内側の筋力が低下し、体重増加などの要因が重なると、ひざ関節まわりが不安定になり痛みの原因となります。スマホを見ながら猫背気味に歩く若者にも、ひざ痛が増えていると指摘されています。

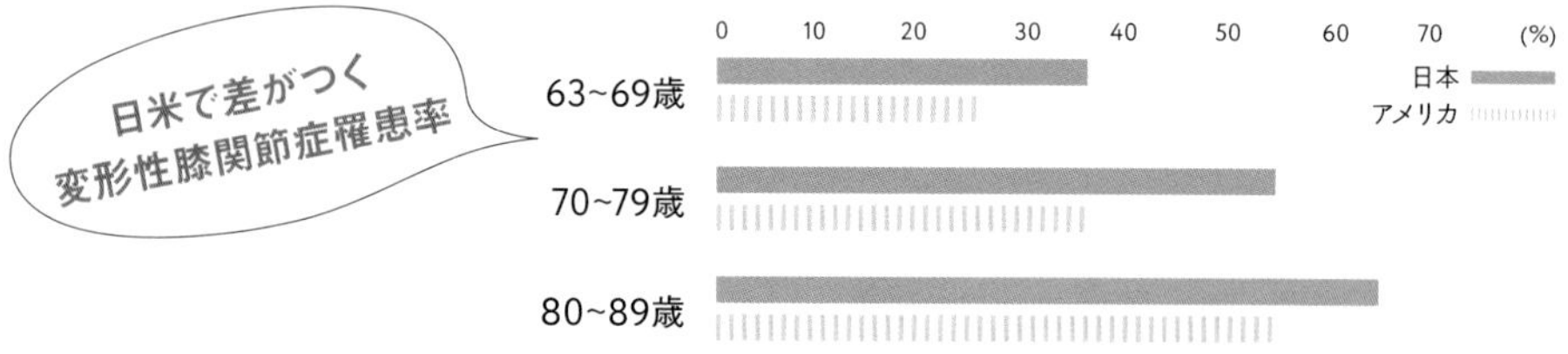

※ 第2回新健康フロンティア戦略賢人会議 働き盛りと高齢者の健康安心分科会資料より(厚生労働省)

間違った歩き方が招く「O脚」や「X脚」

日本人女性の7~8割がO脚やX脚に悩んでいるといわれています。その原因には、左右の脚のどちらかだけに重心をかける立ち方や、脚を組む座り方、足に合わない靴を履いていることなどさまざまありますが、間違った歩き方も大きな要因だと考えられます。

長年の生活習慣の積み重ねで、骨盤や股関節がゆがみ、脚の筋肉のアンバランスなどが生じてしまうのです。冷えやむくみが起こりやすく、一部の筋肉だけが発達するので下半身太りにつながります。見た目だけの問題ではなく、放置したまま歳を重ねると、ひざや腰など全身に痛みを引き起こし、「変形性膝関節症」などを発症し、将来的に歩行困難になることもあります。

「外反母趾」リスクを高める間違った歩き方とは

女性に多い外反母趾は、靴や遺伝のせいだけではなく、足裏の筋肉の衰えも原因になります。足裏全体を地面につけて歩く「ベタベタ歩き」や、偏った重心の歩き方は、足裏や足の指の筋肉をうまく使うことができず、筋力の低下や足の指の柔軟性の低下につながり、外反母趾リスクを高めてしまいます。

「魚の目」「タコ」や「巻き爪」も偏った歩きが原因

間違った歩き方で重心が偏ると、足の一部に負荷が集中します。力がかかるところの角質がどんどん固くなって、いつも同じ場所に靴ずれができたり、魚の目やタコができる人は、もしかしたら歩き方が偏っている可能性があります。

また窮屈な靴や先の細い靴は足の指が浮いてしまい、巻き爪が起こります。

特定の筋肉を過剰に使うので「脚が太く」なる

筋肉を効率よく使っていない日本人に多い歩き方では、正しい歩行にはそれほど使わない太ももの前側や外側、ふくらはぎの筋肉を過剰に使うことになります。その結果、筋肉の発達が偏り、脚が太く見えてしまいます。

また悪い歩き方を続けることで骨盤が後傾してしまい、大腿骨が外側にゆるんで開き、扁平で横に広いお尻になったり、ヒップラインが垂れやすくなることも。

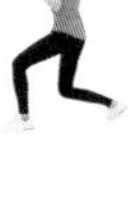

第２章

全身を縛る鎖から自由になれるのが世界基準の「３Ｄウォーク」

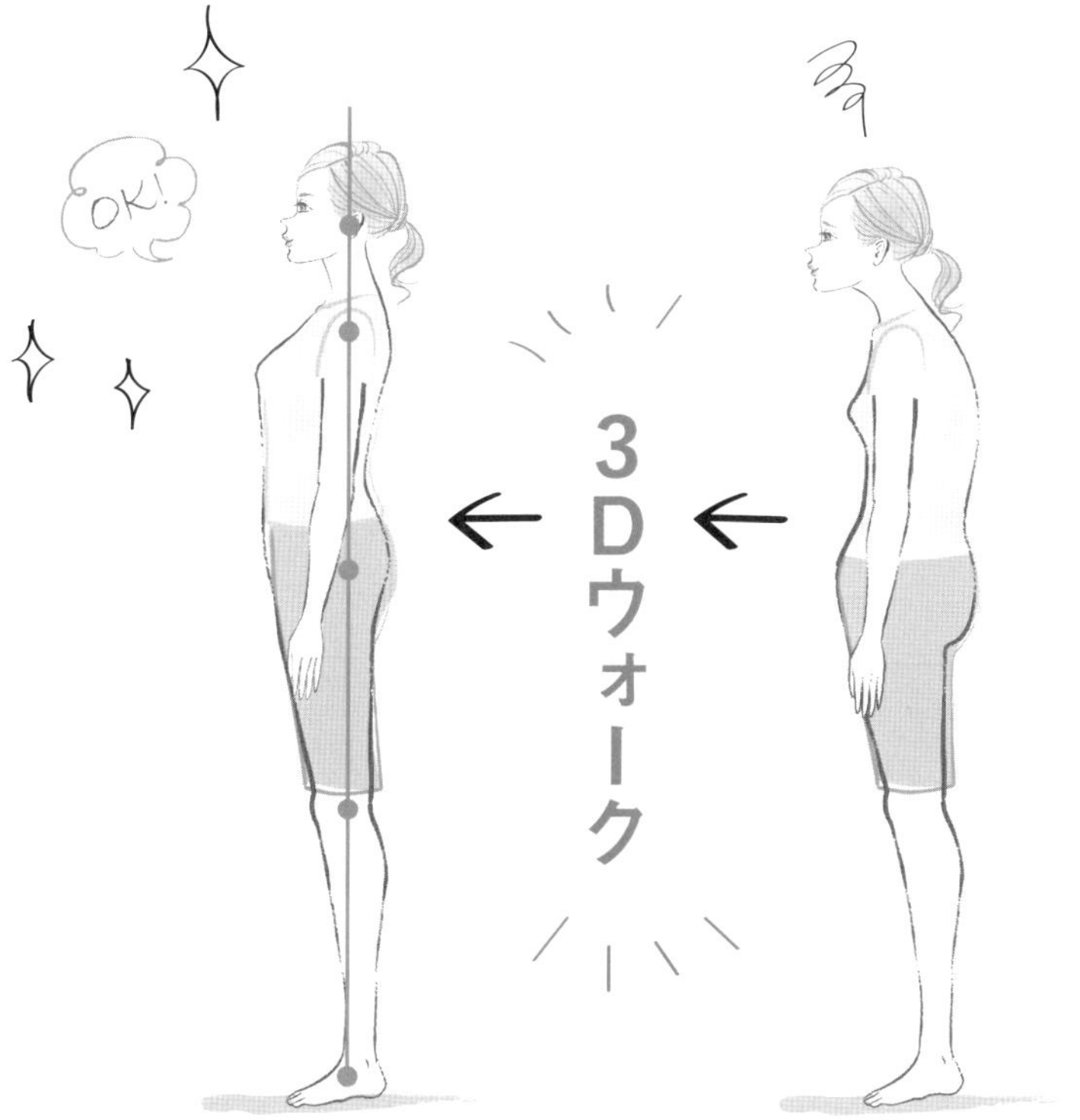

体の痛みや不調の原因は、間違った歩き方にあることがわかっていただけたと思います。私たちは、生活習慣によるクセ、悪い姿勢、ゆがんだ骨格、偏った筋肉、病気やけがなどの影響で全身をがんじがらめに縛りつけられているのです。

　想像してみてください。上半身は前屈みのまま固定され、肩や腰、脚のあちこちに鎖が巻きつけられて、足には重い枷《かせ》がつけられた状態。このような状態で歩いてきたのですから、体のあちこちに不調が現れて当然です。

　これから「3Dウォーク」をマスターして、自分自身を縛りつける鎖をひとつひとつ解いていきましょう！

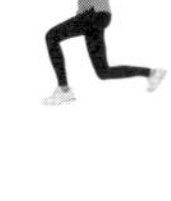

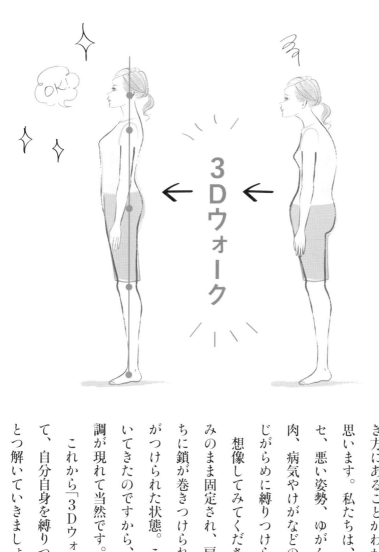

第2章

「3Dウォーク」で歩き方をリセットすれば体はみるみる健康に

これまでの間違った歩き方が体のあちこちの痛みを引き起こし、私たちのＱＯＬ（Quality Of Life）を著しく下げていたことはおわかりいただけたと思います。では、どうしたら正しい歩き方を身につけることができるのでしょうか。

スポーツジムや整体に通わなくても、歩き方を自分で矯正できるもっともかんたんなエクササイズは、本書でおすすめする「３Ｄウォーク」です。

世界基準の正しい歩き方が習慣になれば、心身ともにどんどん軽くなっていきます。歳を重ねても自分の足で歩けるようになることはもちろん、シェイプアップや美脚、美肌など、うれしい改善効果がたくさんあります。まずは、どんなメリットがあるのかをぜひ知ってください。

歩くだけで、なぜか消えていくつらい痛み

頭痛や肩こり、腰痛、ひざ痛など、慢性的な痛みがあると、仕事や家事、勉強などやるべきことに集中できなかったり、外出やおしゃれがおっくうになったりします。「３Ｄウォーク」で、正しい歩き方を身につけるとともに、長年悩まされてきた痛みから解放されれば、体を動かすのがラクになります。

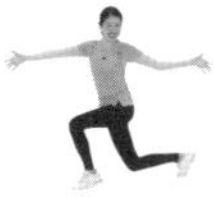

大きな筋肉を使うことでダイエットにも

「3Dウォーク」は、おとな世代にとってもっともかんたんで手軽な筋トレといえます。有酸素運動でもあるのでダイエットにも有効です。特に世界基準の歩き方ができるようになれば、日本人が苦手とするお尻まわりの筋肉やもも裏の筋肉を使えるようになります。これらは体のなかでもっとも大きな筋肉群で代謝量が多く、ダイエットへの効果が期待できます。

歩くことで生活習慣病を防ぐ効用

ウォーキングは2型糖尿病（「2型」は遺伝的な影響や、肥満や運動不足、過食など生活習慣によって引き起こされる糖尿病）や高血圧、高コレステロールなど、生活習慣病のリスクを低下させるという研究があります。

アメリカのがん学会は、ウォーキングを習慣とすることで、心疾患による死亡リスクが20％、がんによる死亡リスクが9％低下すると発表しています。

長い時間歩いても、疲れにくい体質に

間違った歩き方は、脚の筋肉の力だけで前に進もうとするので、少し歩いただけで疲れてしまいます。「3Dウォーク」を身につけると、脚が自然に前に出るようになり、重心移動もスムーズで疲れにくくなり、歩行スピードもアップ。長時間歩けるようになると、散歩やショッピング、旅行なども楽しくなります。

つまずかない、転倒しない筋力とバランス感

若い頃なら、つまずいたり、転倒してもそれほど重傷になることは少ないかもしれません。ところが年齢を重ねると、ちょっとした転倒から寝たきりになるケースが増えています。内閣府の「高齢社会白書」(令和2年版)によると、「骨折・転倒」は、65歳以上で介護が必要になった主な原因のうち、12.5%を占めています。

「3Dウォーク」をマスターすると、年齢にかかわらず、お尻や脚の筋肉をしっかり使えるようになるので、ちょっとした段差につまずいたり、転倒することを予防して、健康寿命を延ばすことにつながります。

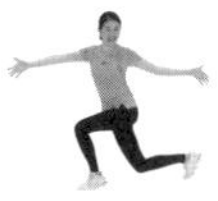

脳が活性化されて認知症予防になる

「3Dウォーク」を継続することで、歩行がラクになり、歩くスピードも上がっていきます。筋力や心肺機能を高めるだけでなく、脳への血流もアップします。

70～80歳の女性の認知機能テストの成績と普段の運動習慣の関係を調べた研究によると、週に90分(一日15分程度)以上歩く習慣のある人は、週40分未満の人より認知機能が高いという結果が明らかにされています。歩くことを習慣にして、脳のアンチエイジングを心がけましょう。

気持ちが前向きになってメンタル向上

「3Dウォーク」で全身を効率的に使い歩くことで、脳の神経が刺激され、通称「幸福ホルモン」と呼ばれる脳内物質のセロトニンなどが分泌されるといわれています。「ウォーキングセラピー」という言葉がある通り、ストレスの解消、うつ状態の改善など、気持ちが前向きに変わっていくでしょう。

ウエストのくびれができてスタイルアップ

「3Dウォーク」は、骨盤を左右にツイスト（回旋）させて歩きます。これによってウエストまわりの筋肉をうまく使えるようになり、骨盤の位置も整っていきます。継続することで、おなかポッコリが解消し、ウエストも引き締まります。

骨盤底筋が鍛えられるので尿もれ予防にも

年齢を重ねると増えてくる尿もれは、骨盤の底にあるハンモック状の筋肉・骨盤底筋が弱ってくることで起こります。「3Dウォーク」は骨盤を回旋させて歩くので、普段は鍛える機会のない骨盤まわりのインナーマッスルを使うことになり、骨盤底筋を引き締めるトレーニングになります。

バランスの取れた美脚・美尻になる

「3Dウォーク」は無理に筋力を使わない合理的な歩き方です。間違った歩き方で筋肉の一部を酷使することで太く見えていた脚が、自然に細くなっていきます。骨盤も前傾させるのでヒップアップし、脚を長く見せる効果もあります。

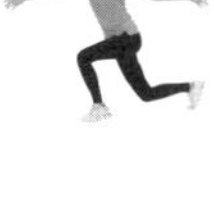

WALKING

+COLUMN 02

歩くスピードは、あなたの寿命のバロメーターです！

健康診断や人間ドックの問診票に「ほぼ同じ年齢の同性と比較して歩く速度が速いですか？」という質問があることにお気づきでしょうか。実はいま、歩行スピードと健康寿命や長寿との関連性が世界的に注目されています。

海外の研究機関の発表によると、65歳の男性においては秒速1.6m（時速5.76km）とかなり速めに歩いている人の平均寿命は95歳以上、秒速0.8mの人は約80歳、秒速0.2mの人は約74歳と、歩行速度によって想定余命が約20年も違ってくるのです(※)。また別の研究では、がんなどによる死亡リスクについて、歩行習慣により発生率が下がることも報告されています。

有酸素運動であるウォーキングは、筋肉など体のエクササイズになるというだけではなく、心肺機能を向上させ、代謝も活発化しダイエットにもつながります。それらが複合的に影響し歩行と長寿との関連性が高まるのです。

全身を効率的に使う３Ｄウォークで歩けばスピードが上がり、それにともない健康寿命や余命が延びていくのです。

※JAMA305（1）：50-8,2011

第3章

3Dウォークは「3つの歩き」でつくる!

第3章

誰でもできるかんたん最適なエクササイズは〝美しく〟歩くこと

運動が苦手な人や体力に自信のない人、これまで運動習慣がなかった人、誰でも手軽にはじめられる、かんたんで最適な運動が「歩く」ことです。

特別な道具は不要。スポーツジムなどの運動施設に通う必要もありません。すでに健康のためにウォーキングを習慣にしている人も多いかもしれません。

歩くことは健康にも美容にもよく、継続することで、１００歳まで自分の足で自由に歩ける体をつくる準備ができます。しかし、いくら歩数や距離を増やしても、歩き方が間違っていたら効果は期待できません。腰やひざに負担がかかってしまい、健康面ではかえってマイナスになってしまいます。

大切なのはただひとつ、「正しく美しく歩く」ことだけ。

正しく、美しい歩きとは①まっすぐに立ち、②左右の重心移動をスムーズに行い、③骨盤を水平に回旋させながら歩く、立体的な歩き方＝「３Ｄウォーク」です。ふだんの歩きが３Ｄの動きになれば、ただ歩くだけで、どんどん体が軽くなっていきます。何歳からでも遅すぎるということはありません。

そして、この動きを体に染み込ませるメソッドが、この章で紹介する「３Ｄウォーク エクササイズ」です。基本の動きはたったの３つ。今日からはじめましょう。

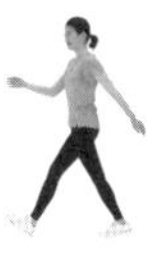

第3章

3Dウォーク エクササイズの 4つのルール

たったこれだけ!

3Dウォーク エクササイズのルール

RULE 1 いつでも好きな時間にできる

朝行えば脳の血流がアップして体が目覚めるし、夜寝る前に行うとダイエット効果が期待できます。忙しい人もわざわざ時間をつくる必要はなく、買い物や通勤、散歩、家事など、日常の中に3Dウォーク エクササイズを組み込むだけでいいのです。

RULE 2 どこでも好きな場所でできる

ふだんから運動習慣がある人は、そこに3Dウォークエクササイズをプラスしましょう。運動習慣のない人は、家の中で掃除など家事のついでに行うだけでも効果ありです。重心の変化を足裏で感じやすくするため、屋内では裸足をおすすめします。

RULE 3 ひとつのエクササイズはたった1分

本書では、基本の3つの3Dウォーク エクササイズと、不調や悩み別に10のエクササイズを厳選して紹介します。それぞれ行う時間はたった1分。忙しいときは基本の3つだけ行ってもいいし、トータルで行ったとしても一日十数分程度です。

RULE 4 3ヵ月続けると体が変わってくる

一日1分でも十分効果があるので、ぜひ3ヵ月続けてみてください。歩くために必要な筋肉がつくので姿勢もよくなり、関節の可動域が広がって美しく歩けるようになります。不調がいつの間にか改善して、疲れにくくなった自分に驚くでしょう。

※体に痛みのある人、持病のある人は、はじめる前に医師に相談を。体調が悪いときや足腰が痛いときには無理をせず、その日の調子に合わせて行いましょう。

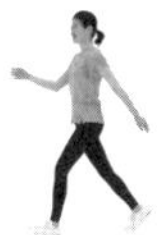

第３章

３Ｄウォーク エクササイズの 効果を高める ウォーミングアップ

背伸びからの体側伸ばし

目的 体側の柔軟性をアップさせ、回旋しやすい上半身をつくる

左右**3回**

START POSITION

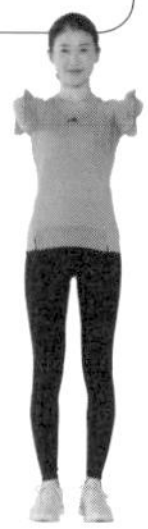

「前へならえ」の姿勢でまっすぐに立ち、足幅は平行にこぶし1個分。

1

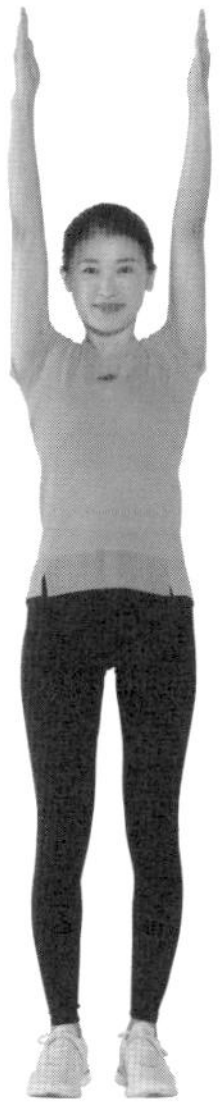

「前へならえ」の幅のまま、両腕を真上に伸ばして30秒キープする。

2

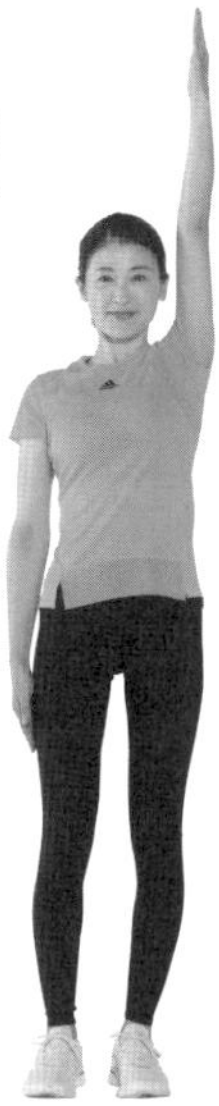

片方の腕を下ろし、上げたままの腕側の足に体重をのせていく。

3

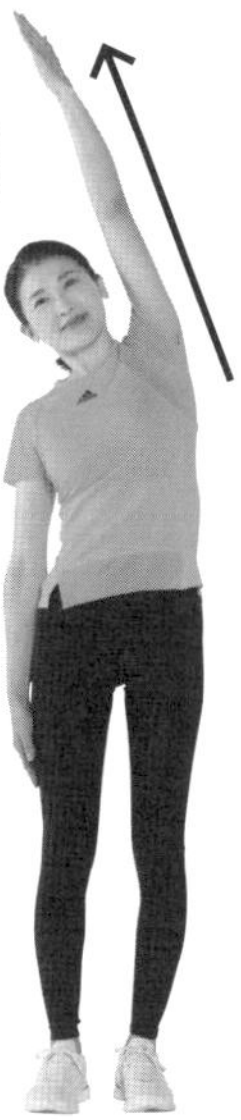

伸ばした腕を逆側に軽く倒し体側を伸ばす。30秒キープ。逆も同様に。

足前後開き上半身ひねり

目的 上半身と下半身の回旋可動域を広げる

左右**3回**

START POSITION

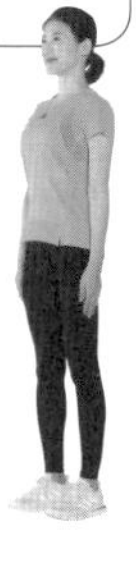

まっすぐに立ち、足幅は平行にこぶし1個分。つま先は正面に向ける。

1

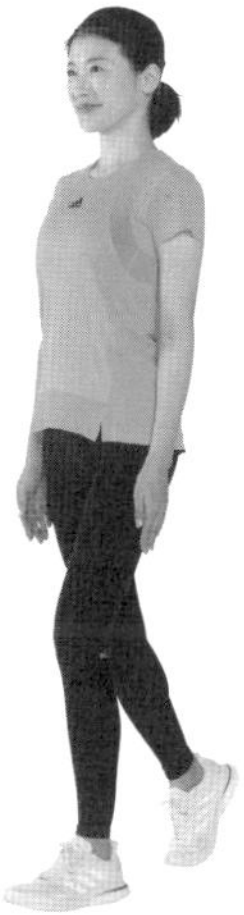

片足を前に出して体重をのせる。後ろ足はかかとを浮かせる。

2

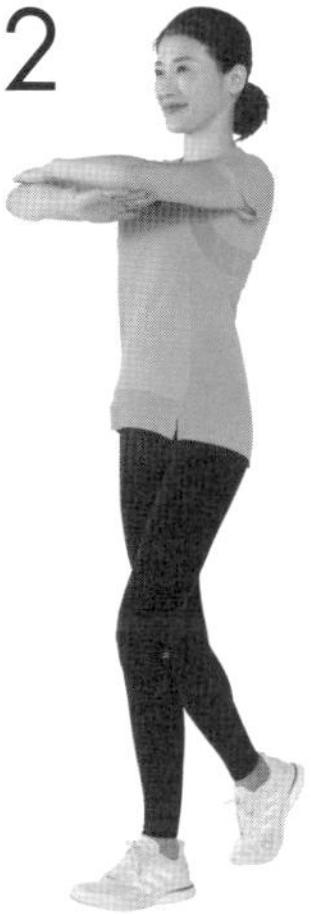

前に出した足と同じ側の腕を上にして、両腕を肩の高さで重ねる。

3

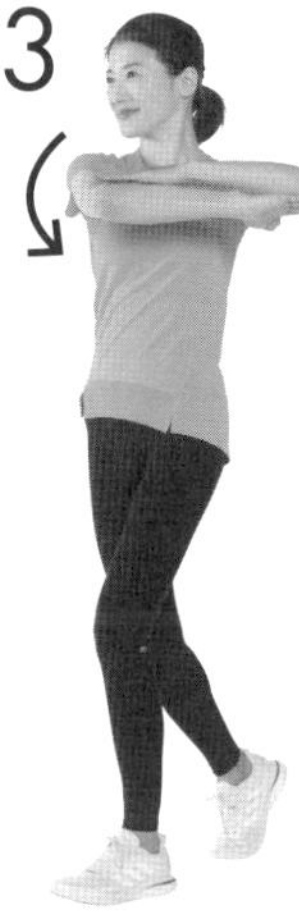

前に出した足側に上半身を水平にひねって、30秒キープ。逆も同様に。

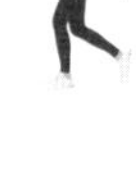

第３章

Basic 3D Walking

基本の3Dウォーク エクササイズ

STEP

1

「まっすぐに立てる」姿勢と歩きをつくる フラミンゴ ウォーク

（片脚上げ歩き）

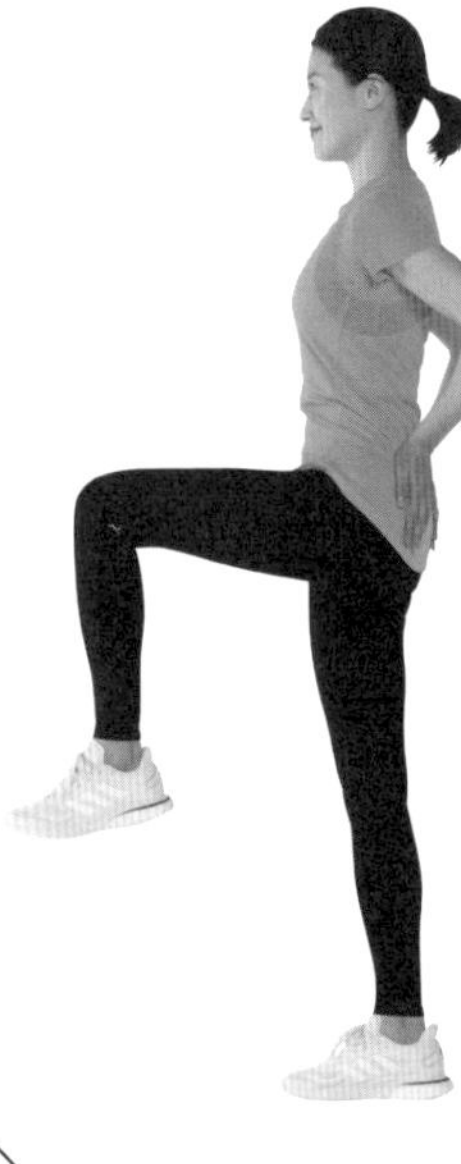

最初にマスターしたい3Dウォーク エクササイズは、フラミンゴのように片脚を高々と上げながら歩く「フラミンゴウォーク」です。これは、正しい歩き方の条件である、地面と垂直に「まっすぐに立つ」姿勢をつくります。

欧米人は骨盤が前傾しているので、お尻の筋肉が発達しやすく、自然に3Dウォークを実践できています。しかし、日本人女性の多くは骨盤が後ろに倒れているので、まっすぐに立つ姿勢が維持できず、猫背でひざが曲がり、歩幅の小さい歩き方になってしまいます。骨盤が後傾していると腰や股関節やひざの痛みの原因になるほか、ヒップラインが崩れたり、下腹がポッコリ出たりします。

「フラミンゴウォーク」は、腸骨筋という骨盤の内側から大腿骨のつけ根の内側までつながっている筋肉を鍛えます。それによって骨盤を前傾させた理想の姿勢を保てるようになり、美しくまっすぐに立つことができます。

また、股関節がスムーズに動かせるようになるので、歩幅が広がり、つまずきや転倒予防にもなります。大臀筋、中臀筋というお尻の大きな筋肉を使うことで下半身のバランスがよくなり、長時間歩いても疲れにくくなります。

動きはとても簡単！ 次ページを参考にさっそく試してみましょう。

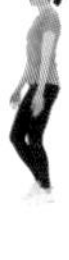

左右交互に
20歩×3セット

フラミンゴ ウォーク（片脚上げ歩き）

ここにも効く！　腰痛／ひざ痛／股関節痛／便秘／尿もれ／おなかやせ／美脚／脳の老化防止

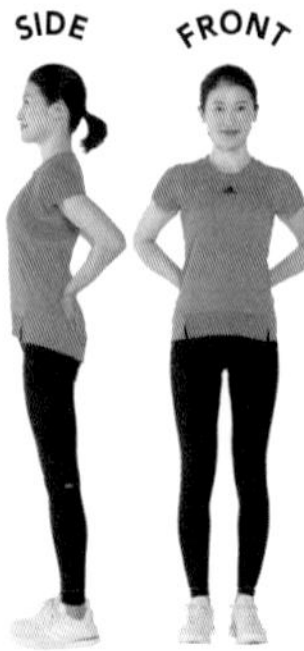

START POSITION

まっすぐに立ち、足幅は平行にこぶし1個分。つま先は正面に向ける。手はお尻に。

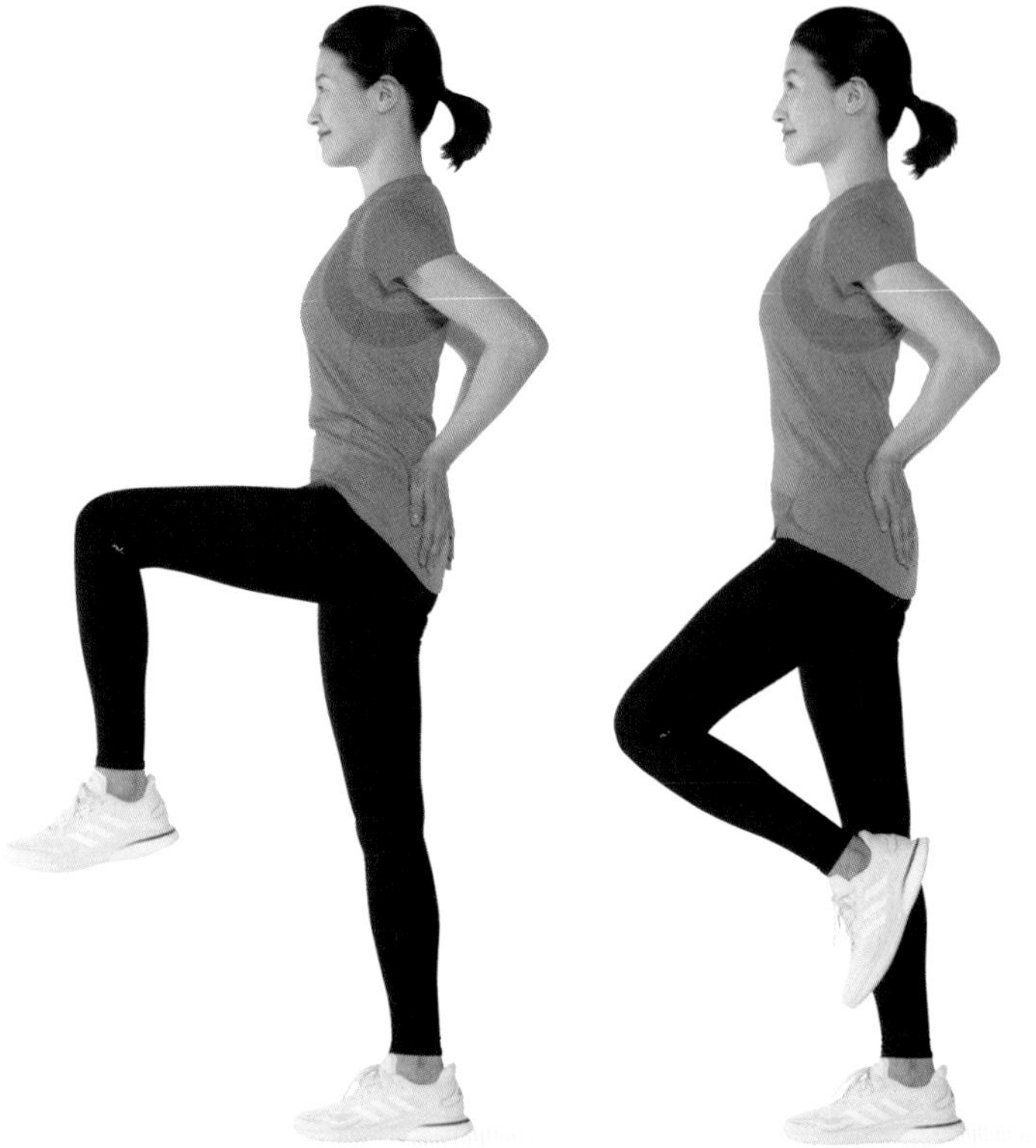

1 片足を前に出ないようまっすぐ上げていく

ひざが直角になる程度まで上げていく。軸脚のひざは伸ばしたままを意識する。

2 太ももを地面と平行より上に上げて静止

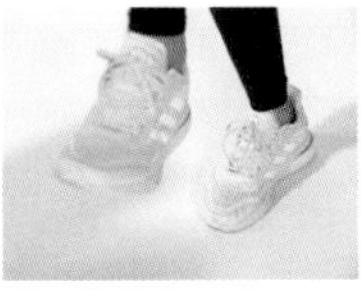

できるだけ高く上げるほうが効果的。軸脚のひざが曲がったり、上半身が後ろに倒れないよう注意。

基本の3Dウォーク
エクササイズ

STEP 1 「まっすぐに立てる」姿勢と歩きをつくる

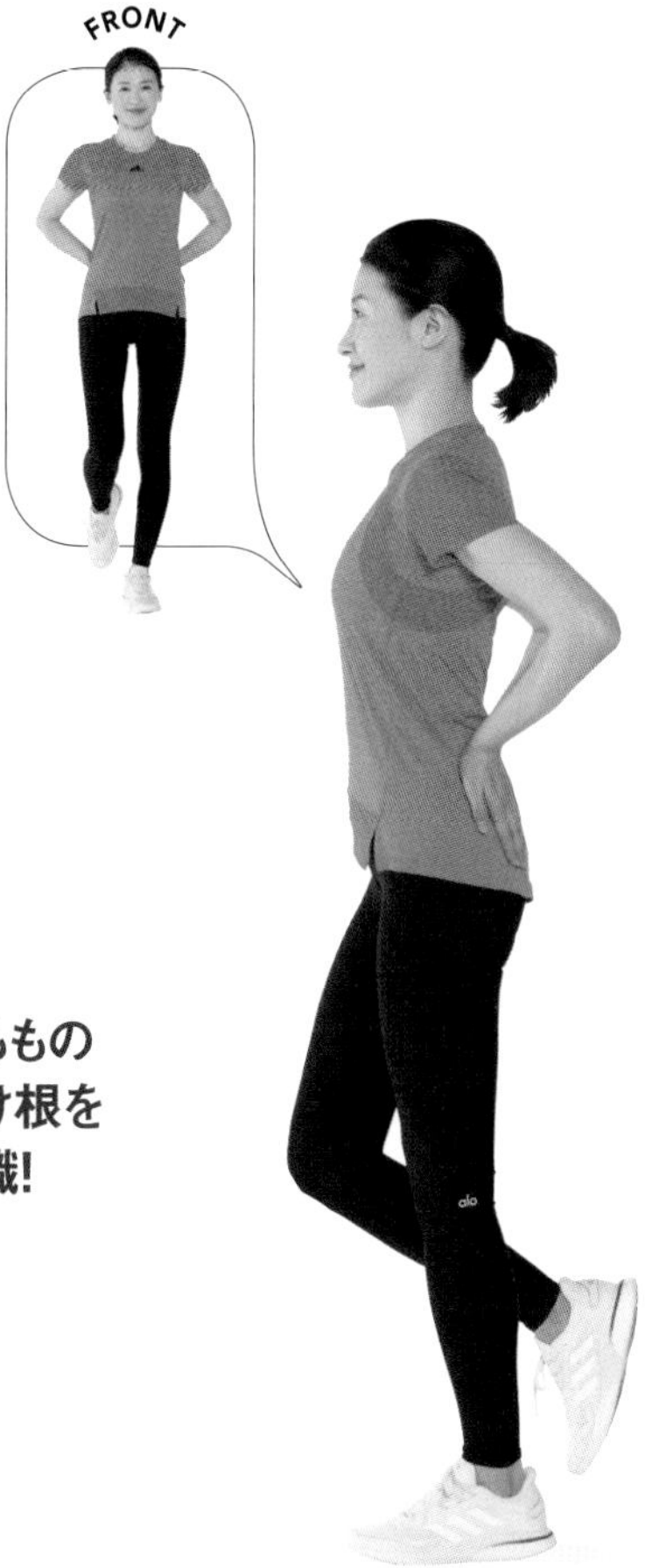

3 逆足に体重を移動し反対側の足を上げる

着地したほうの足に、体重をしっかりのせるのが大切。力を抜かずゆっくり行う。

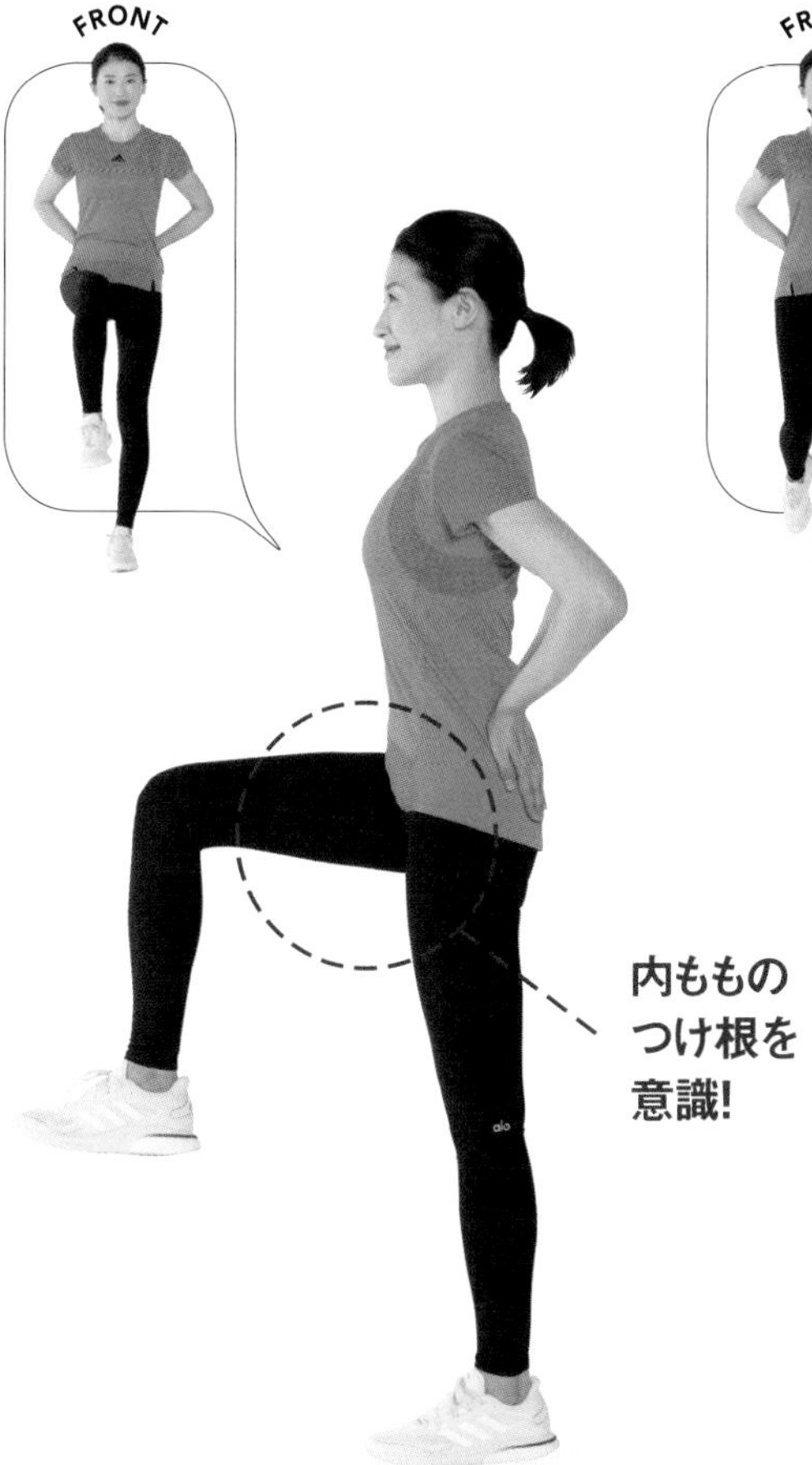

4 逆側もひざが直角になるくらいまで上げる

体重をのせた軸脚で地面を垂直に押す意識で。上げたひざが内側に寄ってこないように。

第３章

Basic 3D Walking

基本の３Dウォーク　エクササイズ

STEP

2

左右の足へ正しく「重心移動」できる
ジグザグ　ウォーク
（中腰Ｖ字かかと歩き）

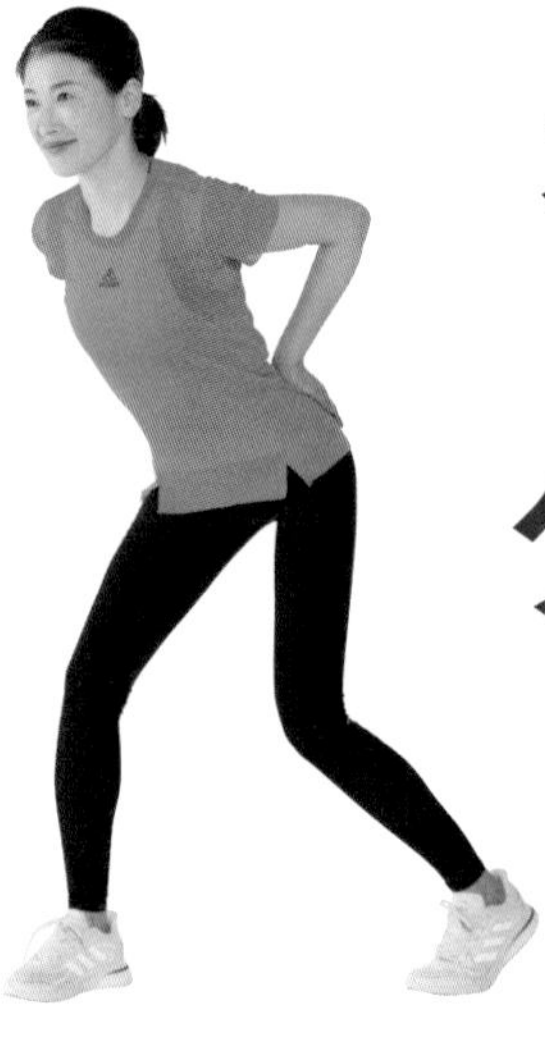

ステップ1で「まっすぐに立つ」姿勢がつくれるようになったら、次の段階では、左右の足に交互に重心を移動させながら前進する「ジグザグウォーク」をマスターします。これによって体のバランス力が鍛えられ、左右の足への重心移動をスムーズに行えるようになります。

ふだんはあまり意識しませんが、歩くときの体重移動がスムーズにできないと、小さな歩幅で歩くベタベタ歩きや、体幹がブレて安定せず体が前後左右に揺れてしまう歩き方になります。靴底の同じところばかりが偏って減る人は、重心移動がスムーズではないのかもしれません。そのような歩き方では見た目が美しくないし、ひざや腰、股関節にも負担をかけてしまいます。偏った筋肉にばかり余計な負荷がかかるので、不自然に脚が太くなったり、疲れやすくなります。

「ジグザグウォーク」は、重心移動に重要な股関節まわりの筋肉を使い、股関節の動きをスムーズにします。

また、お尻の筋肉が鍛えられるので、自分の体重による負荷や地面からの衝撃を、お尻の筋肉で吸収することができるようになり、腰やひざへの負担が軽減されます。歩幅も自然に広がり、颯爽と格好よく歩けるようになります。

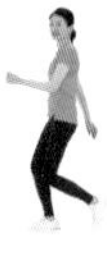

左右交互に
40歩×3セット

ジグザグ ウォーク（中腰V字かかと歩き）

ここにも効く！ 便秘／尿もれ／おなかやせ／美脚／冷え性／脳の老化防止

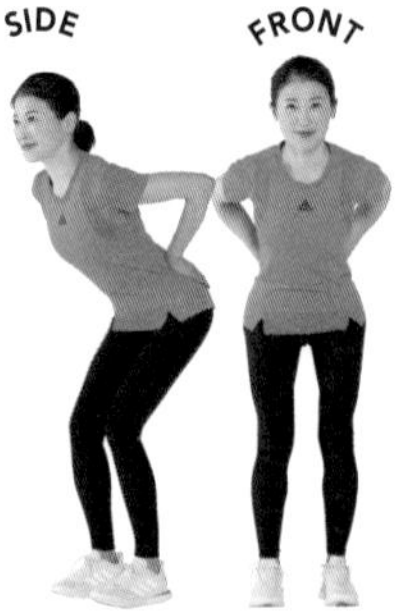

START POSITION

お尻を引いた中腰の姿勢で、足幅は平行にこぶし1個分。つま先は正面に向ける。手はお尻に。

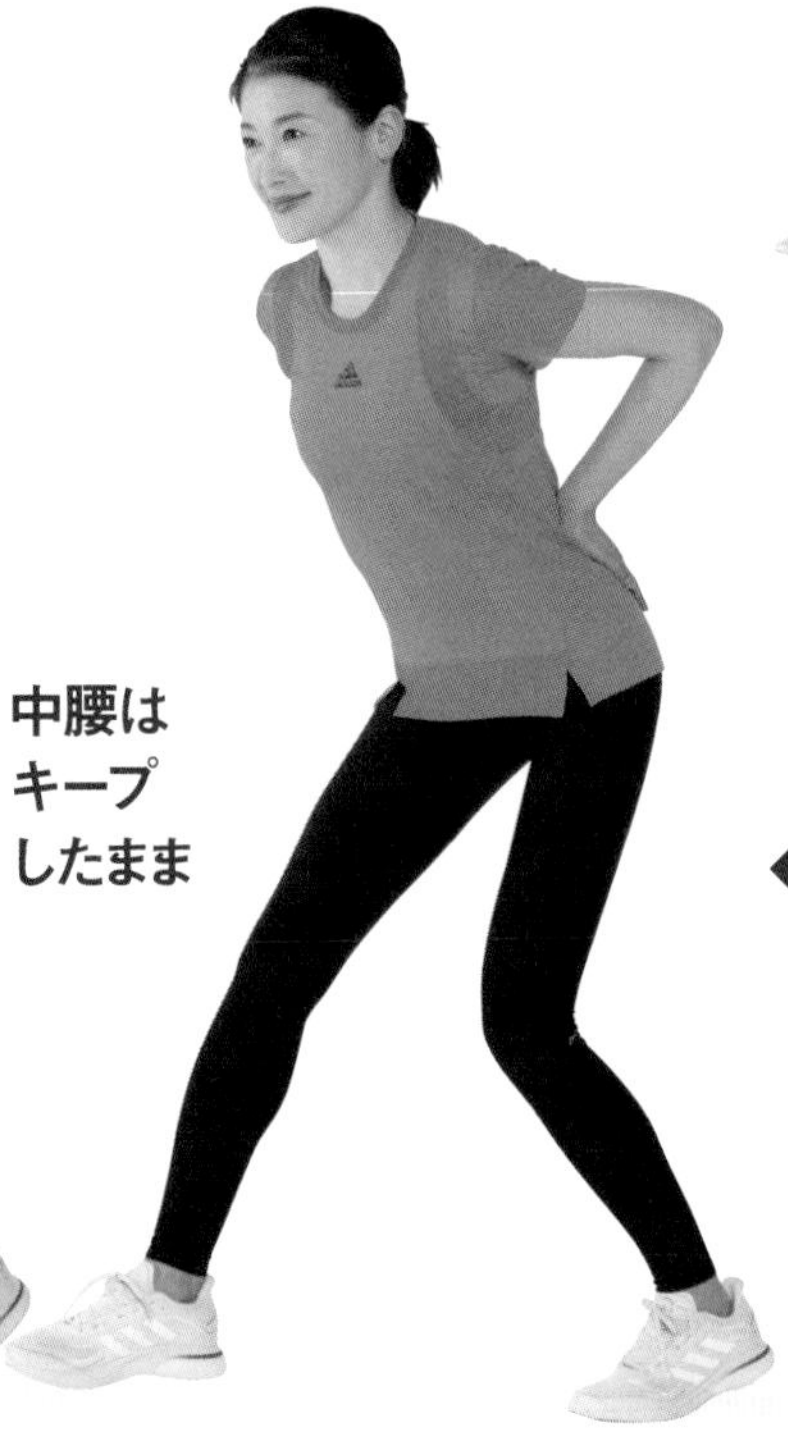

1 中腰の姿勢のまま片足を踏み出す

軸脚で地面をしっかり押しながら、逆足は斜め45度前方へ踏み出す。

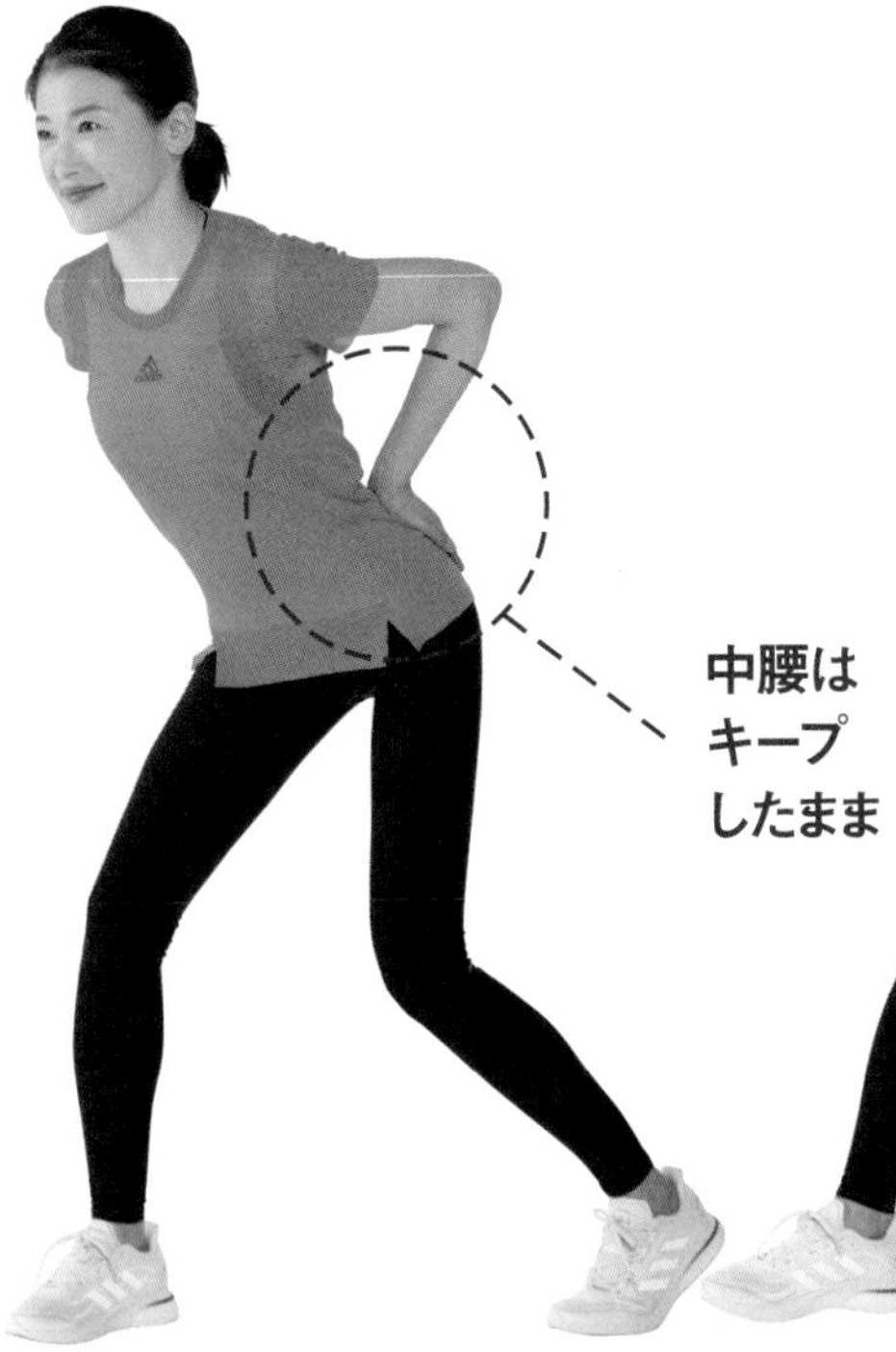

2 踏み出した足を着地 上半身は常に正面に

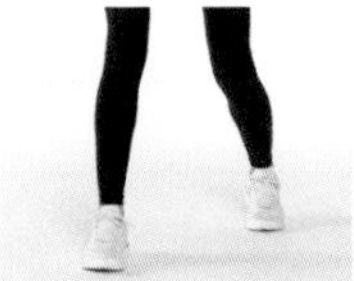

着地した足のつま先は、上半身と同様にまっすぐ正面に向ける。ひざが伸びないように注意して。

基本の3Dウォーク
エクササイズ

STEP 2

左右の足へ正しく「重心移動」できる

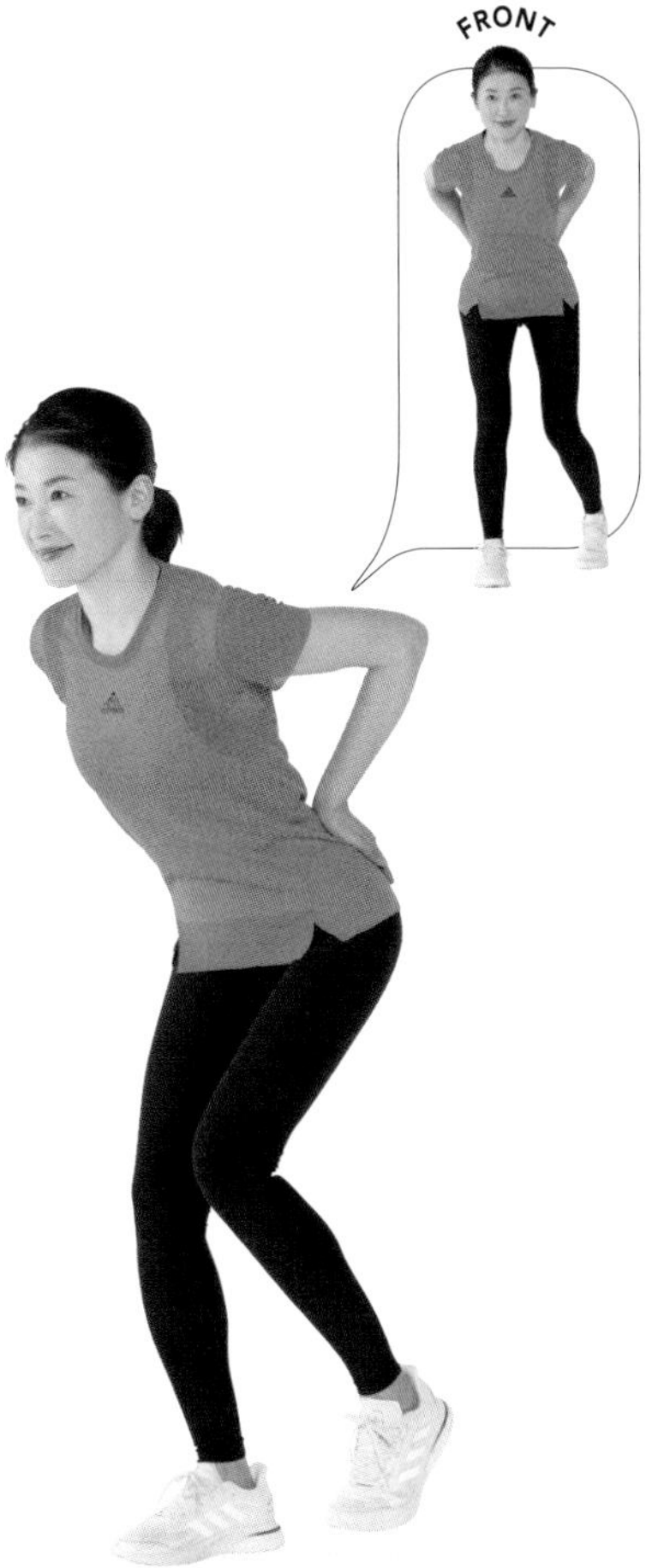

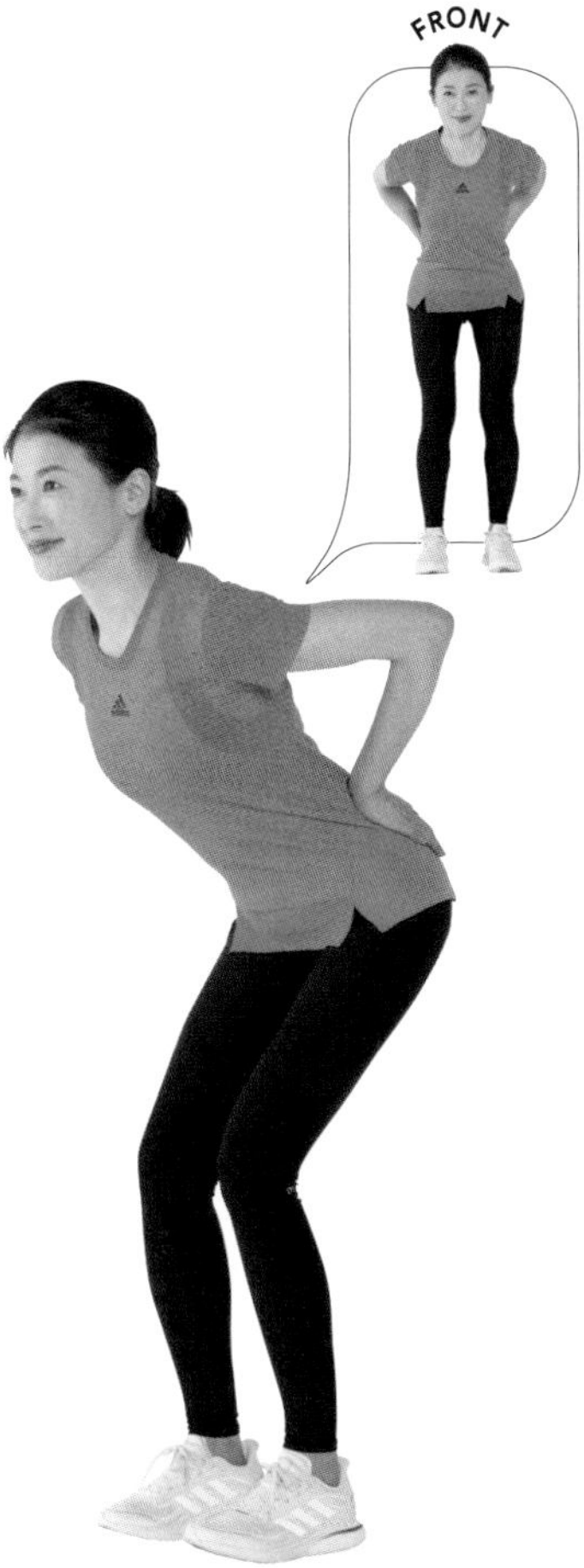

3 着地した足に体重を移動させる

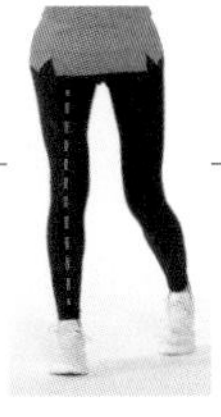

軸脚の股関節、ひざ、足首の3つの関節が、正面から見て一直線上になるように。

4 逆足をこぶし1個分の幅に引き寄せる

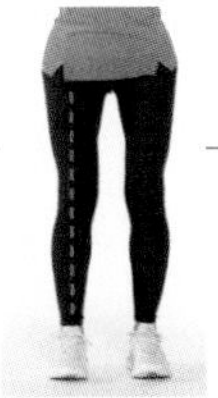

軸脚の足裏でしっかり地面を押しながら、逆足を引き寄せる。3と同様に、軸脚の関節は正面から見て一直線上に。

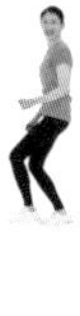

第３章

Basic 3D Walking

基本の3Dウォーク エクササイズ

STEP 3

「回旋する動き」を体に意識づけする

トルネード ウォーク

（ツイスト回旋歩き）

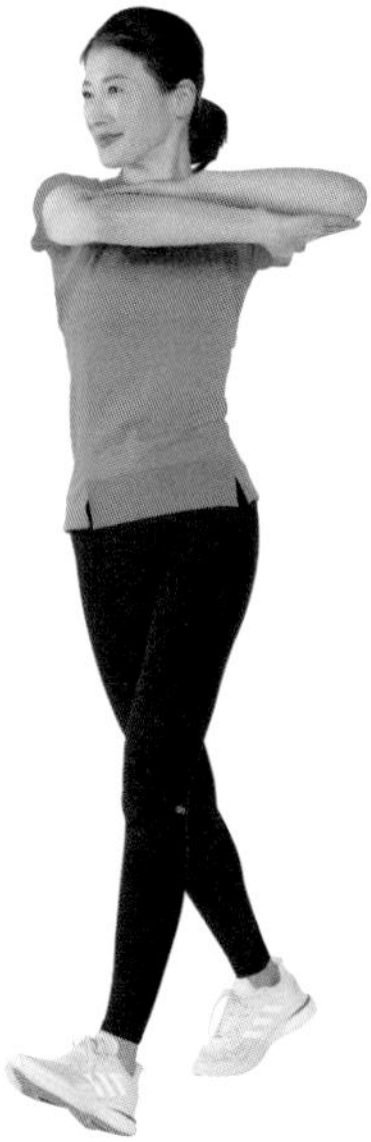

ステップ1の「フラミンゴウォーク」がまっすぐに立つ姿勢づくり＝「1D」、ステップ2「ジグザグウォーク」が左右への重心移動＝「2D」だと考えると、日本人の歩き方は2D、つまり「平面的」な動きしかできていません。

世界基準の3Dウォークには、骨盤を回旋させる立体的な動きが重要です。そしてこれが日本人にとって一番難しい動きなのです。ステップ3ではこれを習得するために上半身と下半身のひねりを使った「トルネードウォーク」を紹介します。「トルネードウォーク」は、左足を前に出すときには左の骨盤（左脚のつけ根）から動かし、次に右足を出すときは、前に出た左の骨盤を後ろに引くように回旋させて右の骨盤を前に出します。骨盤を左右に回旋させるパワーを推進力に変える歩き方です。しかし最終ステップの歩き方をマスターするためには、その前提として「フラミンゴウォーク」によるまっすぐな姿勢、「ジグザグウォーク」によるスムーズな重心移動がマスターできていることが条件です。自分のペースに合わせて、ひとつずつ習得していきましょう。

「トルネードウォーク」は、骨盤まわりの大きな筋肉を動かし、ウエストをひねる動作をするので、代謝アップやダイエット、くびれ効果も期待できます。

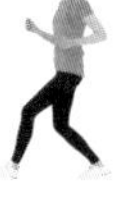

左右交互に
40歩×3セット

トルネード ウォーク（ツイスト回旋歩き）

腰痛／股関節痛／ひざ痛／便秘／尿もれ／おなかやせ／美脚／くびれ／生活習慣病予防／脳の老化防止

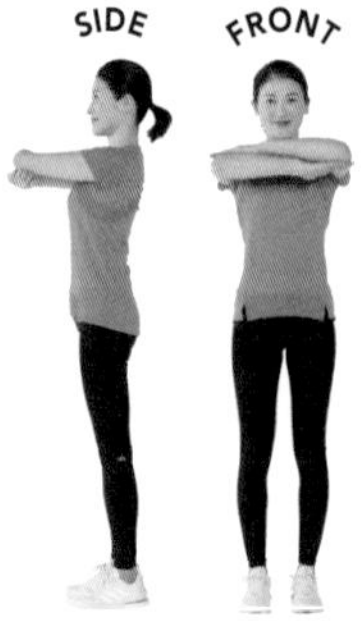

START POSITION

まっすぐ立ち、両腕を肩の高さで重ねる。足幅は平行にこぶし1個分。つま先は正面に向ける。

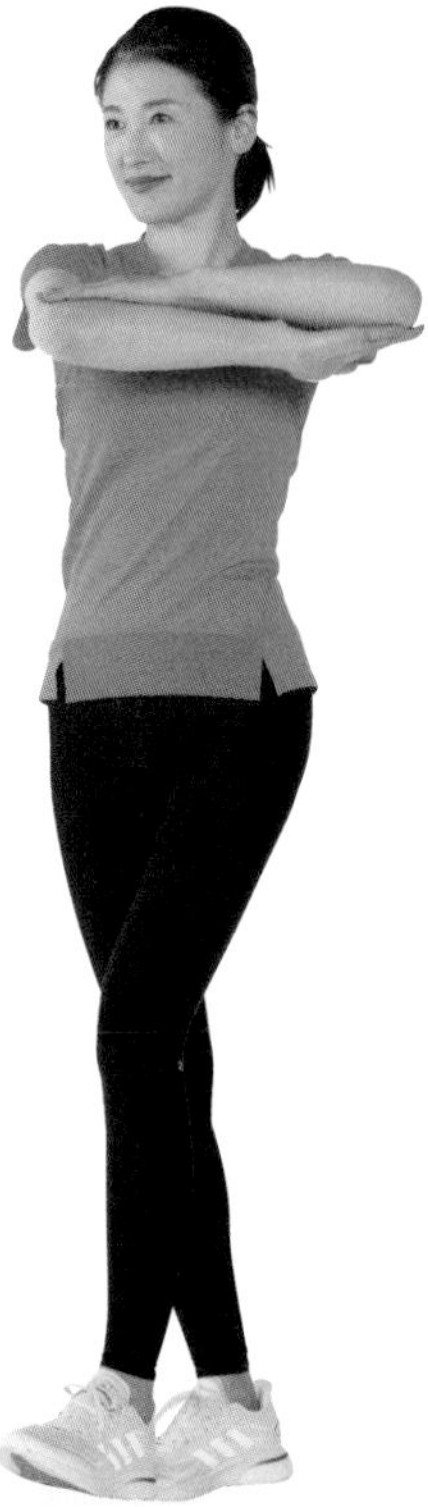

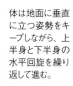

1 ツイストしながら片足を前に出す

上半身と下半身をひねるように回旋させ、その勢いを利用しながら、足を前に向かって振り出す。

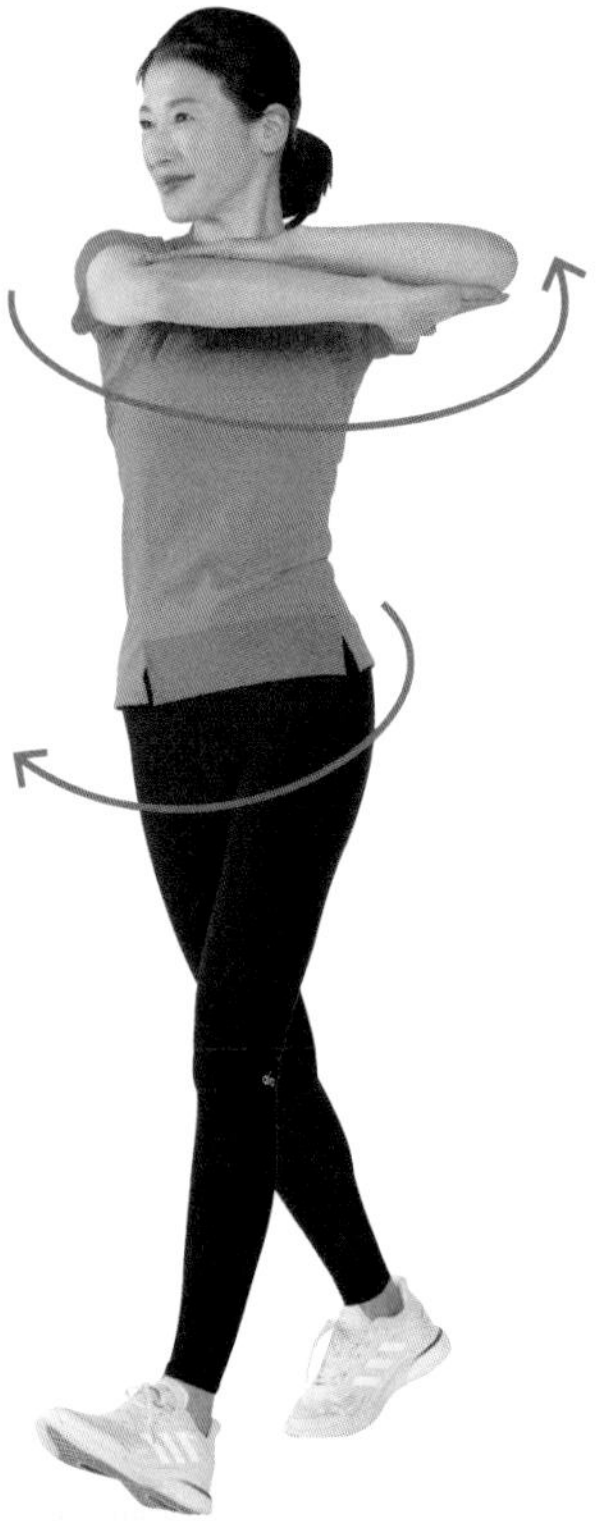

2 かかとから着地 つま先はまっすぐに

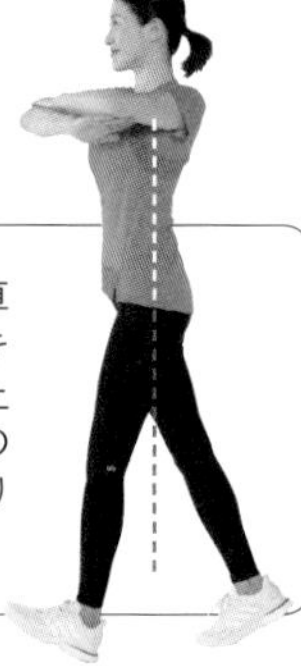

体は地面に垂直に立つ姿勢をキープしながら、上半身と下半身の水平回旋を繰り返して進む。

基本の3Dウォーク
エクササイズ

STEP 3 ／「回旋する動き」を体に意識づけする

ここにも効く！

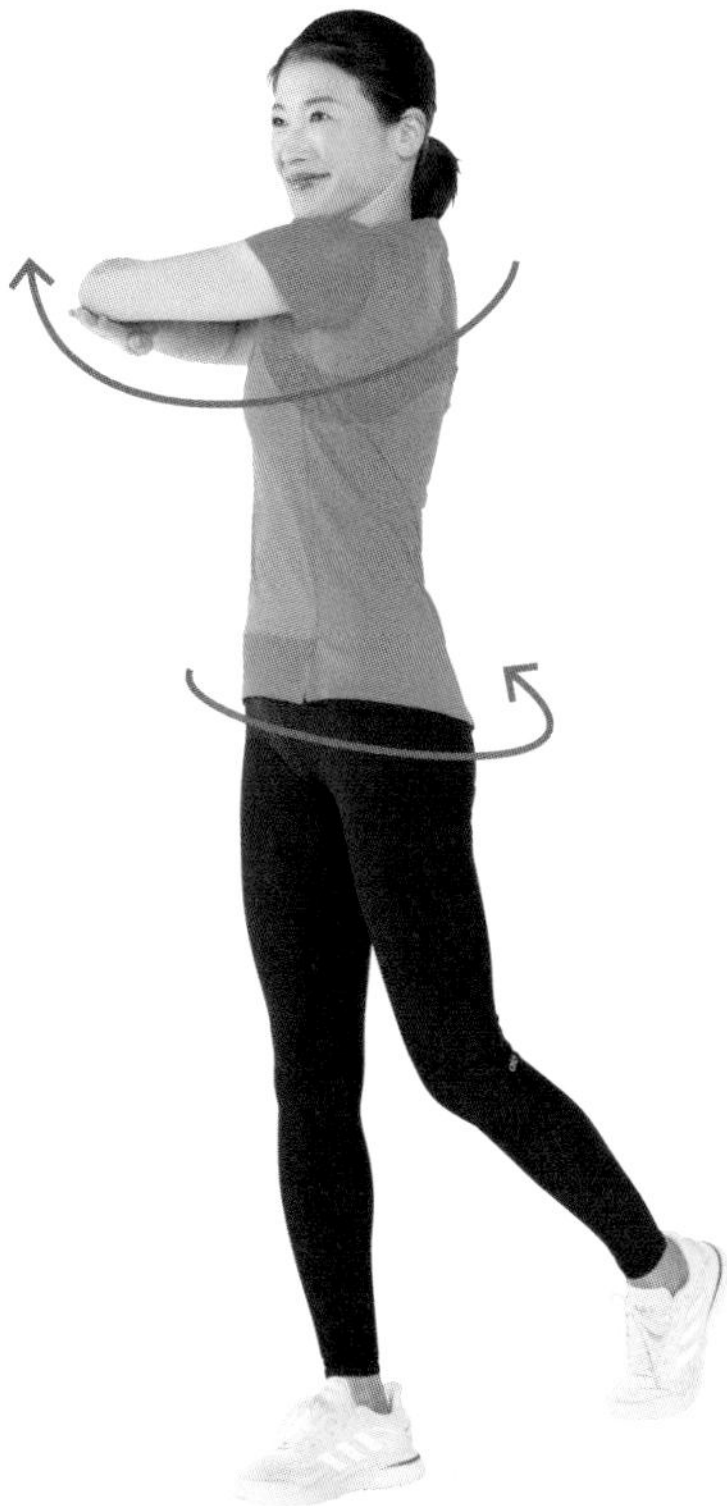

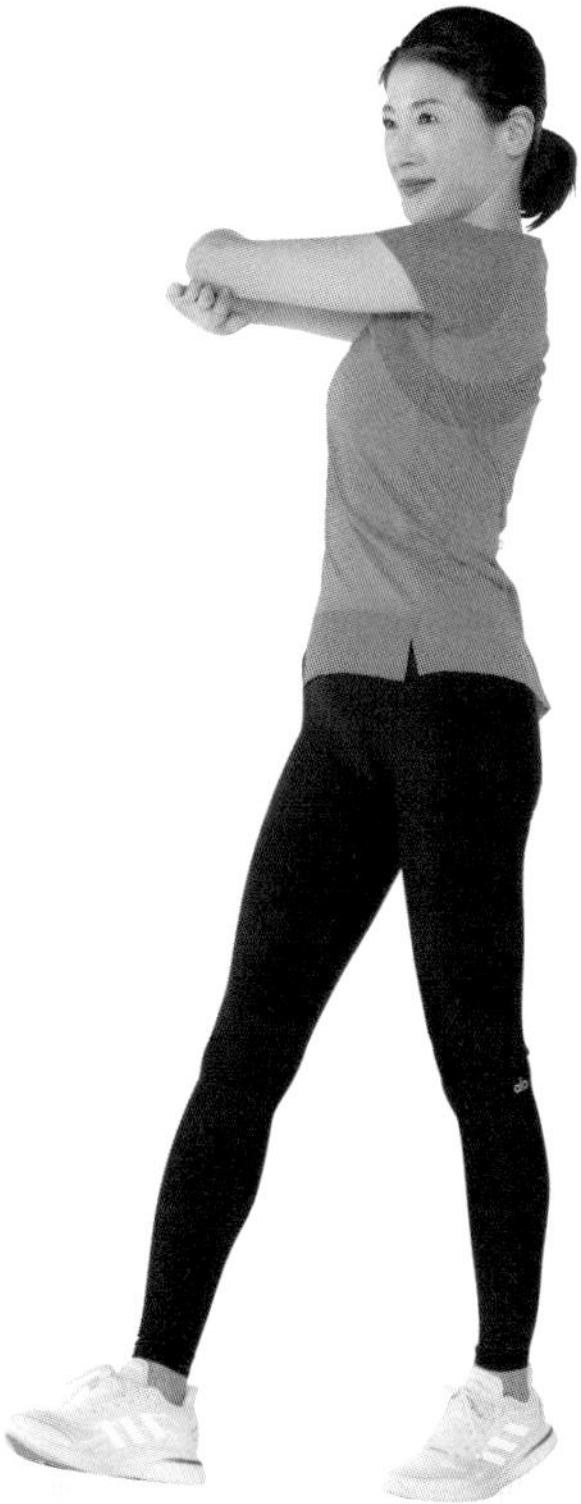

4 上半身を最大限にひねり かかとから着地

つま先を前に向けたまま、かかとからゆっくり着地。その瞬間から逆の回旋をはじめる。

3 着地した足に体重移動 体は逆側に回旋する

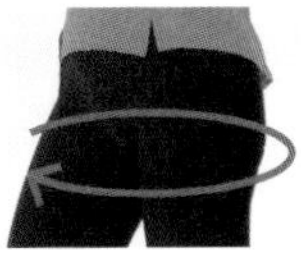

骨盤から動かすイメージで、上半身と下半身を大きく回旋させる。

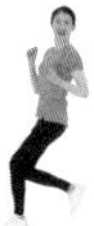

第3章

Basic Walking

正しく3Dで歩いているかがわかるセルフチェック法

CHECK 1

脚の バランス力を チェック

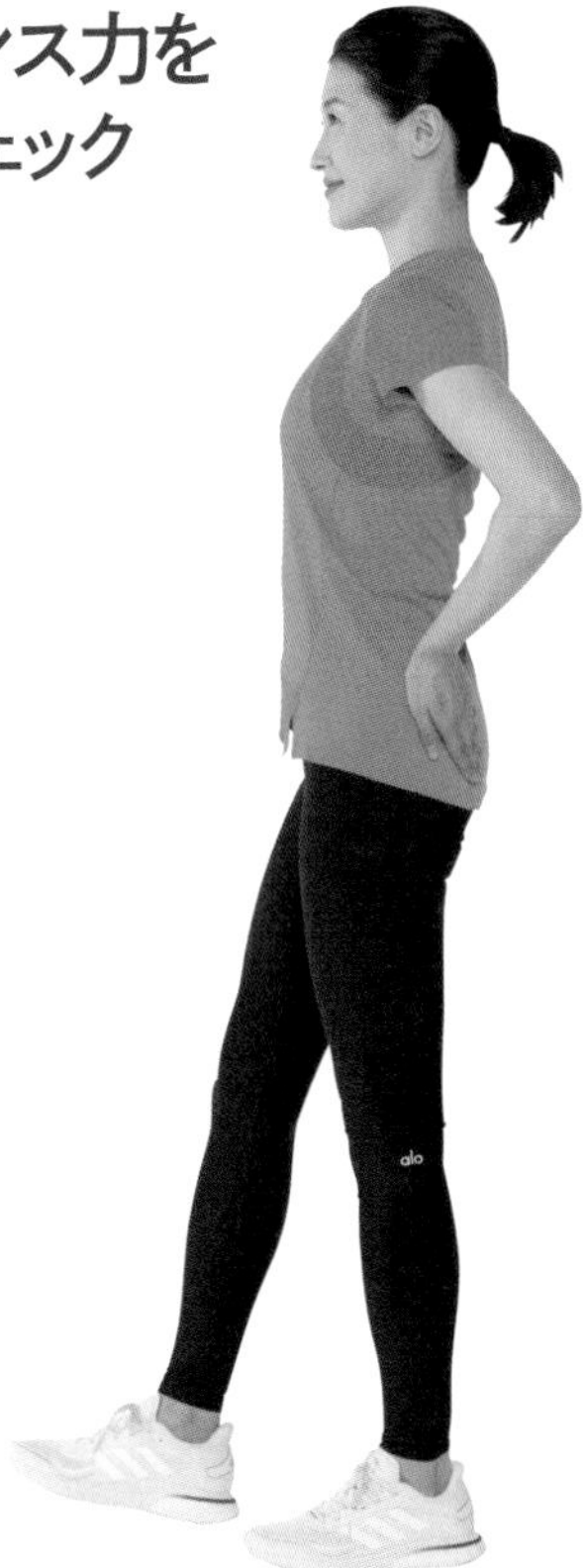

片脚を浮かせ、軸脚のひざはできるだけ伸ばす。左右同様に行う。

POINT!

☑ 30秒キープできればOK！
☑ 重心を高い位置に意識
☑ ぐらついたり、足が着いてはNG

CHECK 2

お尻の筋肉が 使えているか チェック

つま先を正面に向けて足幅はこぶし1個分あけ、お尻を突き出すように中腰になる。

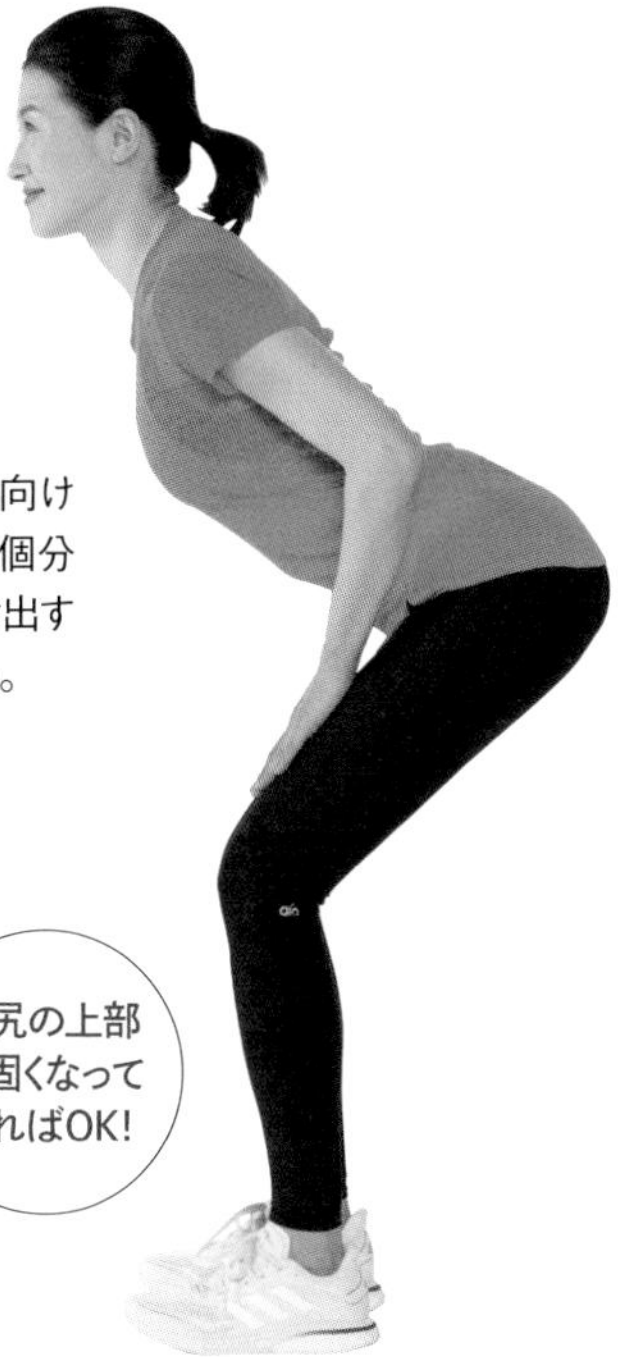

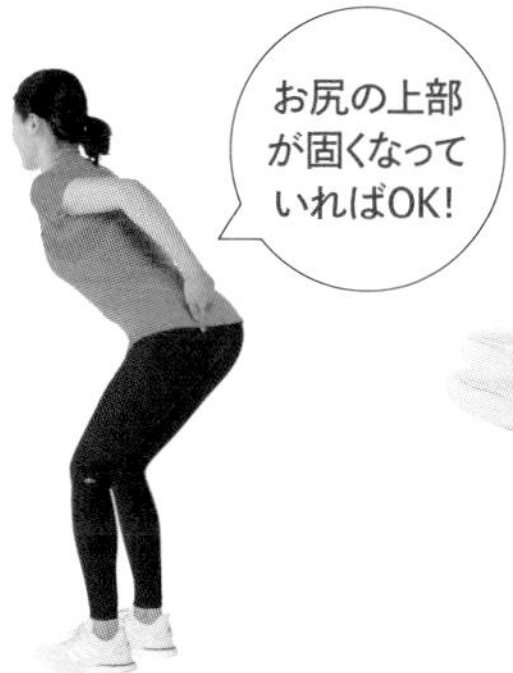

POINT!

☑ 背中とお尻が一直線になるように
☑ ひざから下は地面と垂直に！

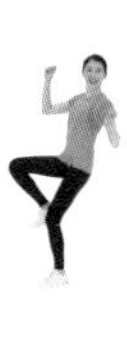

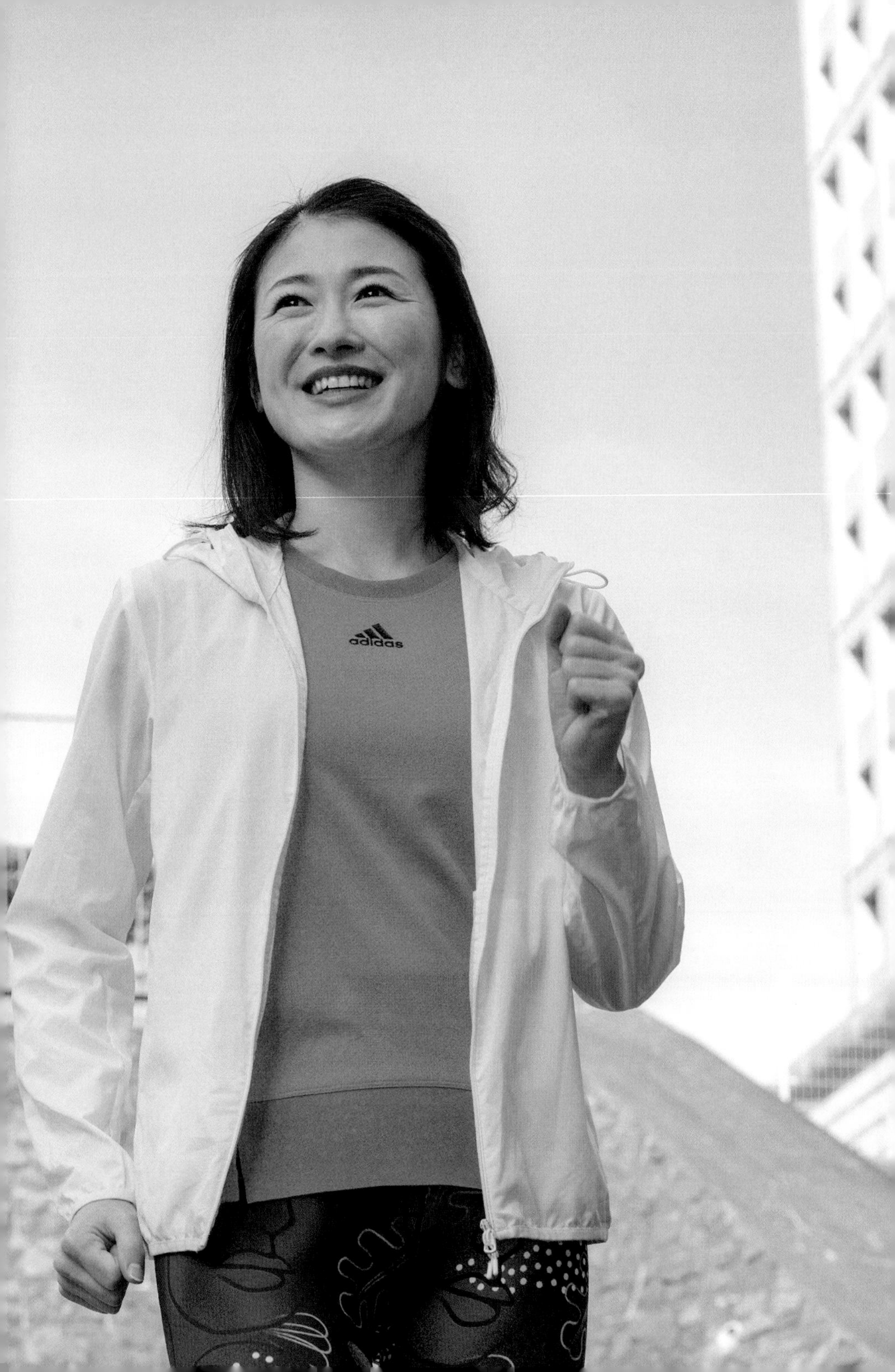
adidas

第4章

体の不調をウォーキングで改善！

［実践編］

第4章

ダイエット、肩こり腰痛、転倒予防まで「3Dウォーク」でかんたんに解決！

第3章で紹介した、「基本の3Dウォーク エクササイズ」はもうお試しいただいたでしょうか。「こんなにかんたん、しかも短時間でいいの?」と拍子抜けした人もいるかもしれません。ひと昔前には、運動とはハードで苦しく、意志と努力が必要なものでした。でも毎日を健康で楽しく過ごし、将来的に健康寿命を延ばすためには、修行のような運動は必要ないことがわかってきました。無理して長時間頑張るよりも、ピンポイントで必要な筋肉や骨格にアプローチできる運動を、短時間でも毎日続けるほうが大切です。

そして……その要望に応えられるのが3Dウォーク エクササイズなのです!

この章では実践編として、肩こりや腰痛など体の不調の緩和や、つまずき・転倒予防、ダイエットなど、目的別にエクササイズを紹介していきます。間違った歩き方が原因で起こった不調は、歩き方を変えるだけでかんたんになくすことができます。まずは基本の3つの歩きを行ってから、本章のエクササイズのなかから気になるものを実践しましょう。

忙しいときや、あまり運動する気が起こらないときは、「今日は腰痛のエクササイズだけやろう!」というように単独で行っても十分です。

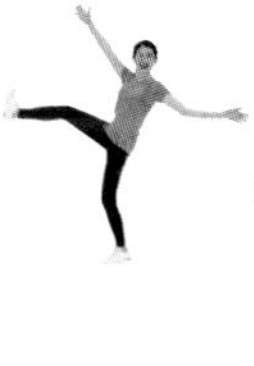

バランス力と体幹を鍛え腰の負担を軽減

腰痛

01 ツイスト片脚上げ歩き

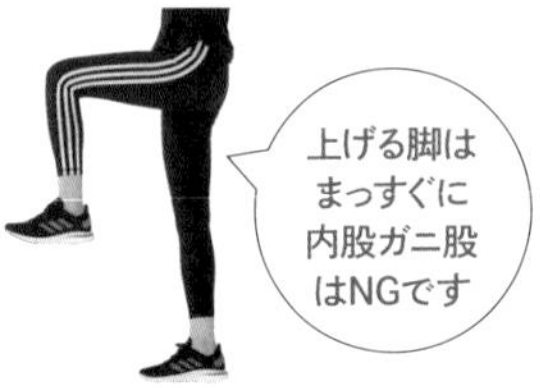
上げる脚は
まっすぐに
内股ガニ股
はNGです

左右交互に
20歩×3セット

まっすぐに立つ姿勢を強化して体幹を鍛え、腰痛を予防・緩和します。上半身は地面と垂直になるようキープし、静止したときは左右の脚のバランスも意識！

※最初は1セットからはじめてみてください。

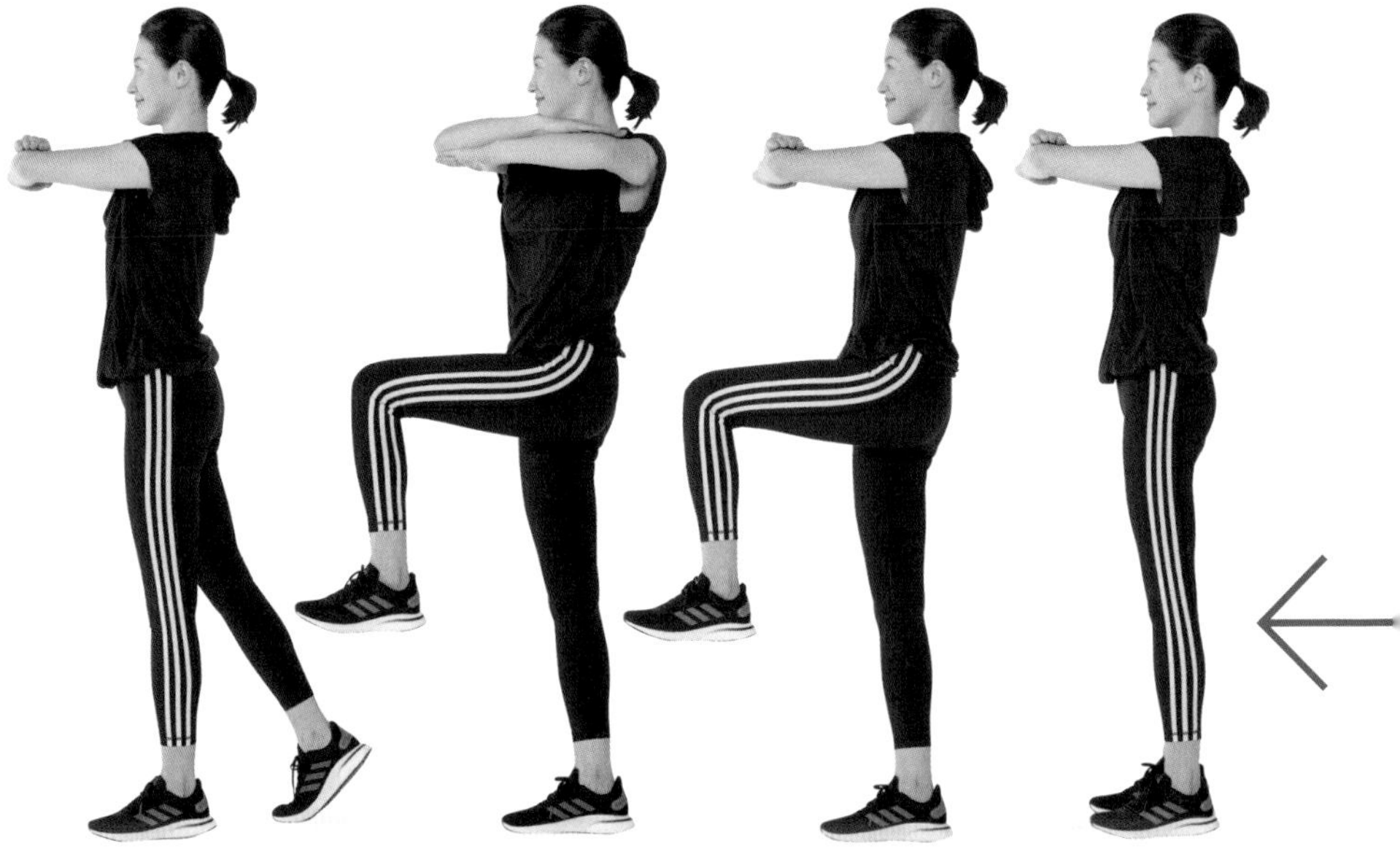

両腕を前で重ねてまっすぐに立ち、片方の太ももをできるだけ高く上げる。上げた脚の側に上半身をひねって一瞬静止して、脚を下ろして前に進む。左右交互にゆっくりと。

POINT!

☑ まっすぐに立つ姿勢を意識しながら!

☑ 骨盤の回旋を意識してゆっくり

☑ 左右の脚のバランス力をチェック

悪い姿勢や間違った歩き方、運動不足は、慢性的な腰痛を引き起こします。3Dウォークエクササイズでまっすぐに立つ姿勢を支える体幹の筋肉を強化。脚のバランス力がアップすることで重心移動がスムーズになり、股関節の可動域が広がって、腰に負担をかけずに歩けるようになります。

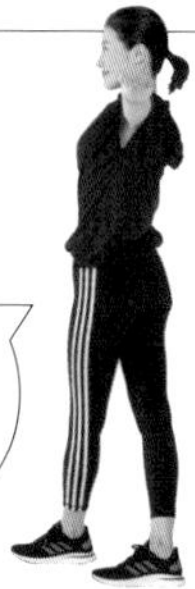

02 / 骨盤回旋 レッグクロス歩き

左右交互に
20歩×3セット

骨盤を回旋させて脚を交差させる動作を行うことで、腰まわりの柔軟性をアップさせてバランスよく整えます。足の外側部分から着地するとグラグラしません。

※最初は1セットからはじめてみてください。

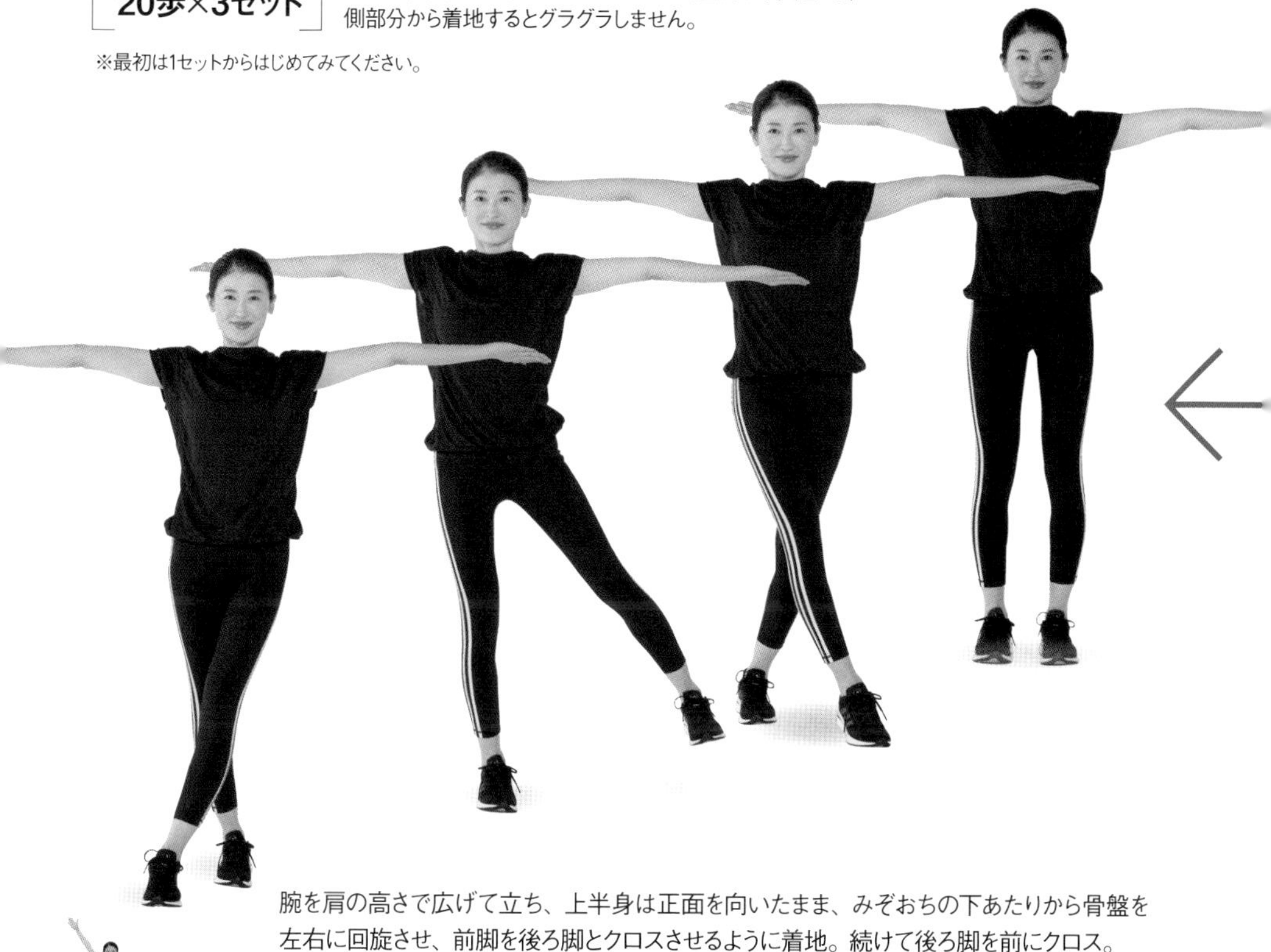

腕を肩の高さで広げて立ち、上半身は正面を向いたまま、みぞおちの下あたりから骨盤を左右に回旋させ、前脚を後ろ脚とクロスさせるように着地。続けて後ろ脚を前にクロス。

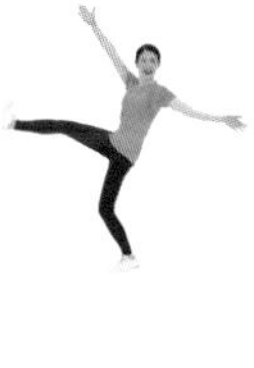

猫背や姿勢のゆがみを整えれば消える!

肩こり

01 アームヘッド中腰かかと歩き

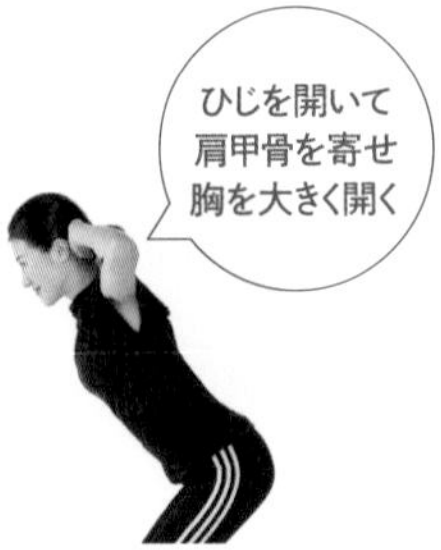

左右交互に
40歩×3セット

両ひじを開いて常に胸を張った姿勢をキープしながら歩くことで、肩甲骨まわりのストレッチにつながります。首に力が入りすぎないように注意を。

※最初は1セットからはじめてみてください。

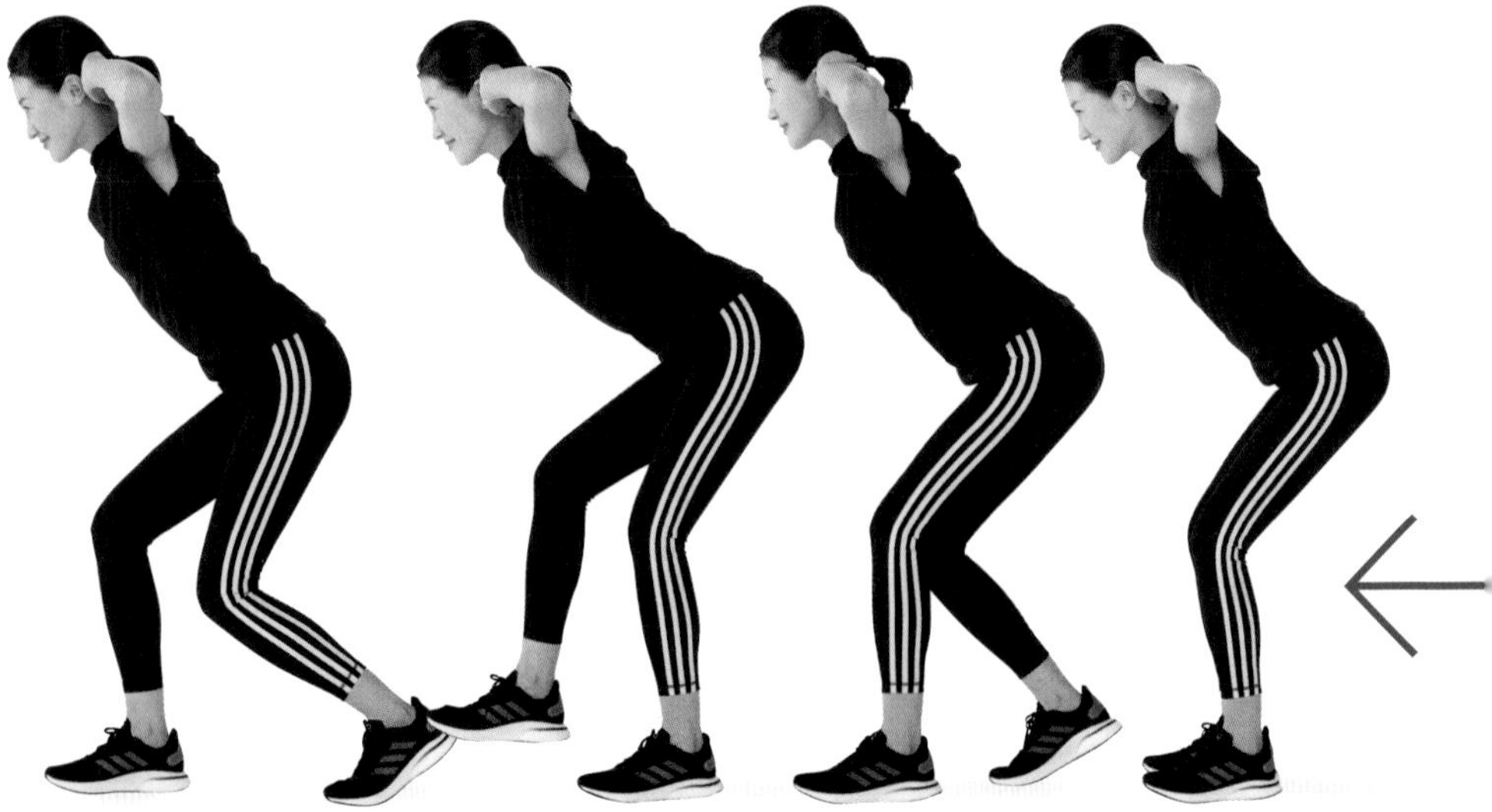

両手を頭の後ろに置いて胸を張り、両ひじを広げる。中腰姿勢をキープしたまま、かかとで地面を押すような意識で歩く。最初は地面から足が10センチほど持ち上がればOKです。

POINT!

- ☑ 猫背にならないように胸を張った姿勢で
- ☑ つま先は正面に向け、肩甲骨を常に意識
- ☑ お尻を引き、腰が丸くならないように

歩くことは下半身だけの運動だと思いがちですが、全身運動なので腕や肩甲骨など上半身の筋肉を使うことにもなります。歩くことで血行がよくなり、肩こり予防や改善に効果があります。また姿勢よく3Dで歩くことで肩や肩甲骨のポジションを整え、肩こりもすっきり！

02 ホールドアップ中腰サイドかかと歩き

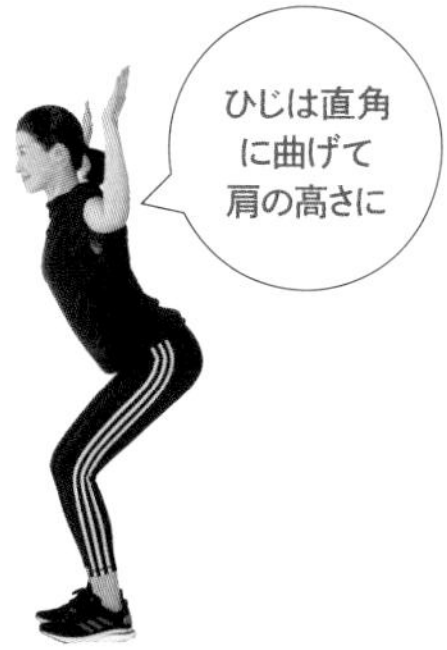

左右とも
20歩×3セット

腕をホールドアップした姿勢で胸を開き、左右の肩甲骨を寄せながら中腰で真横に歩くエクササイズです。継続することで猫背の改善も期待できます。

※最初は1セットからはじめてみてください。

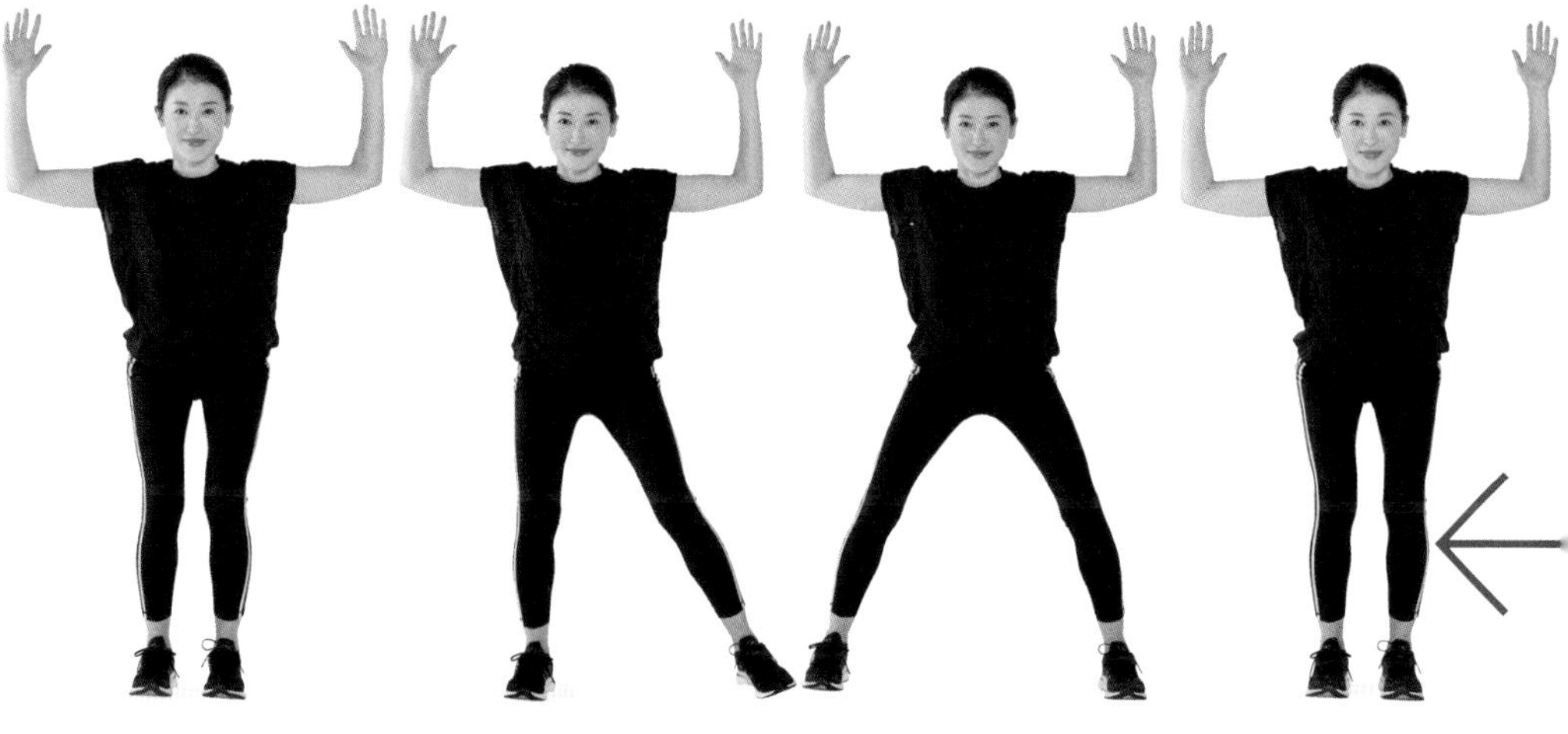

ひじを直角に曲げて肩の高さまで上げ、中腰姿勢をキープ。お尻の外側を意識しながら右足を真横に出し、太もものつけ根を意識して左足を引き寄せる。この動きを繰り返す。

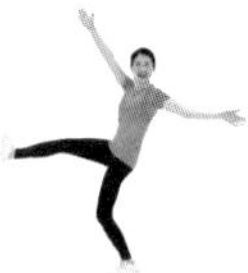

内ももとお尻を鍛えて負担を軽減

ひざ痛

01 / 中腰かかとサイド歩き

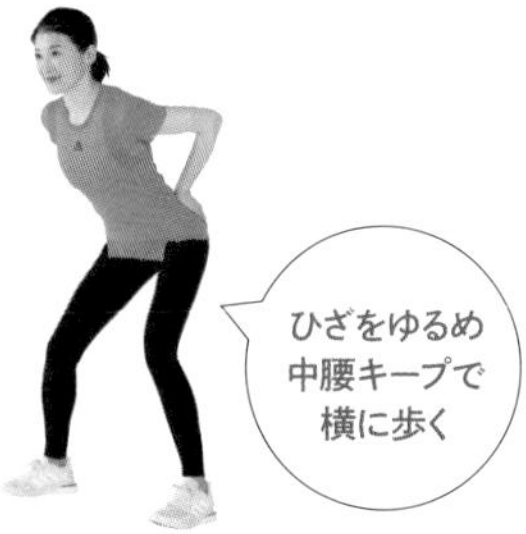

左右とも
20歩×3セット

中腰姿勢を保って横歩きするエクササイズです。お尻の外側や内ももが鍛えられ、股関節が柔軟になるので、ひざに負担をかけずに歩けるようになります。

※最初は1セットからはじめてみてください。

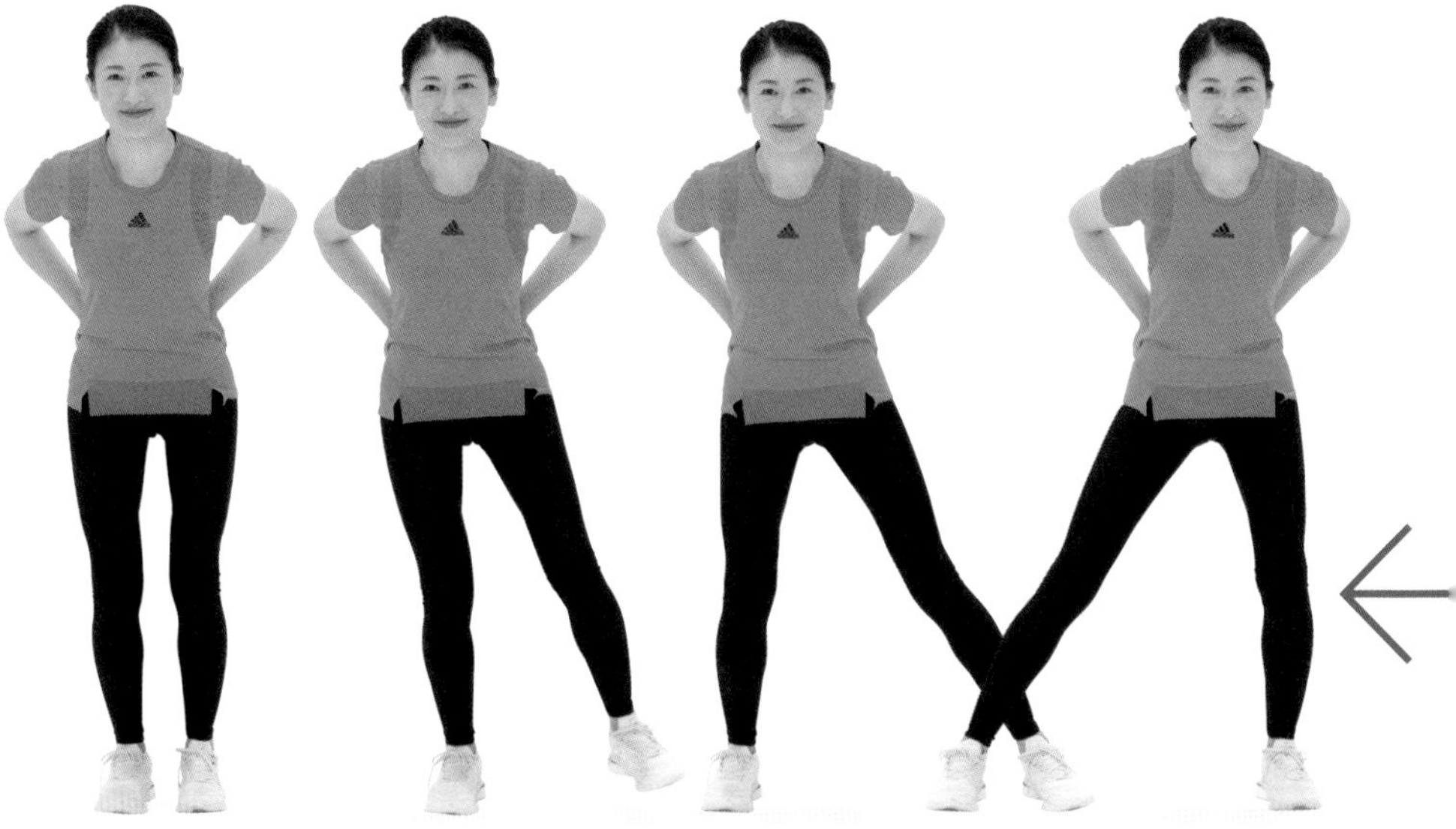

上半身は胸を張り、お尻を軽く引いた中腰姿勢をキープしたまま右足を真横に出し、左足を引き寄せていく。この動きを繰り返す。

POINT!

☑ 横に出す脚はお尻の外側を、引き寄せる脚は内もものつけ根を意識

☑ お尻を後ろに引く意識で中腰キープ

☑ つま先は常に正面に向けて

大臀筋や中臀筋、内転筋群など、お尻や脚の筋肉が衰えて、姿勢がゆがんでくると、ひざ痛が起こります。まずはお尻や内ももを強化して、バランス力をアップする3Dウォークエクササイズで予防・改善しましょう。歩くときの衝撃をうまく吸収できるようになりひざに負担をかけずに歩けるようになります。

02 ツイスト中腰サイドかかと歩き

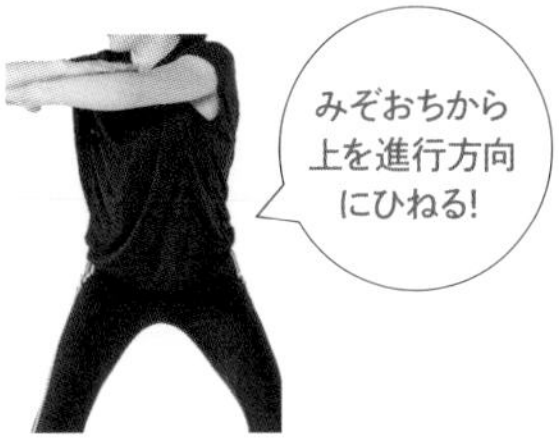

左右とも
20歩×3セット

上半身をひねった状態をキープしたまま、中腰で横歩きするエクササイズです。お尻の外側や内ももが鍛えられるほか、上半身の回旋力もアップ。

※最初は1セットからはじめてみてください。

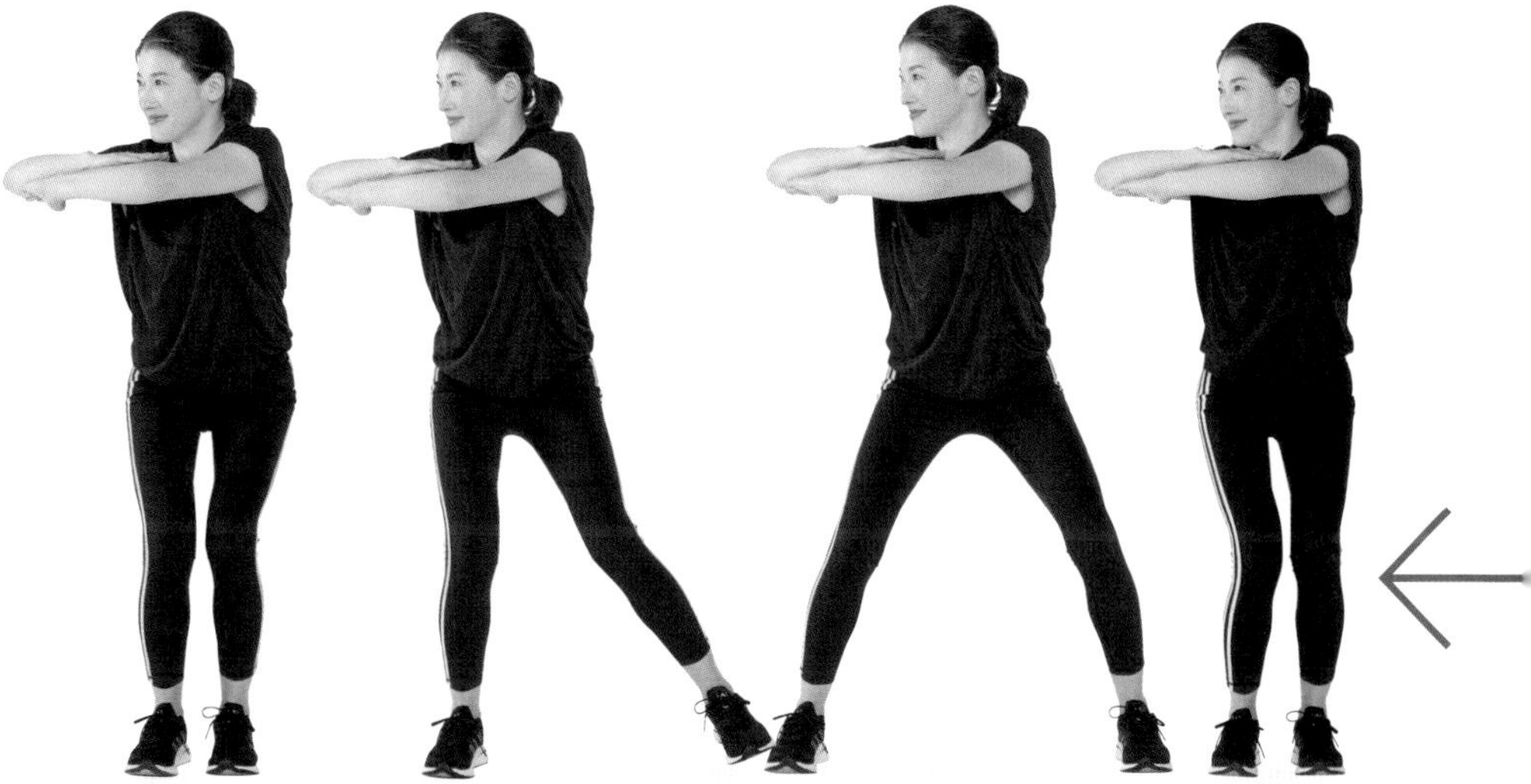

中腰で上半身は両腕を肩の高さで軽く重ね、みぞおちから上を進行方向にひねる。その姿勢をキープしたまま右足を真横に出し、左足を引き寄せる。この動きを繰り返す。

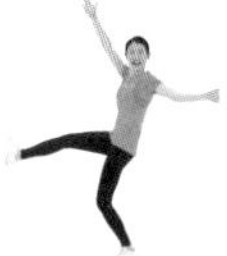

代謝がアップしてくびれもできる!

ダイエット

01 ツイスト回旋中腰スピード歩き

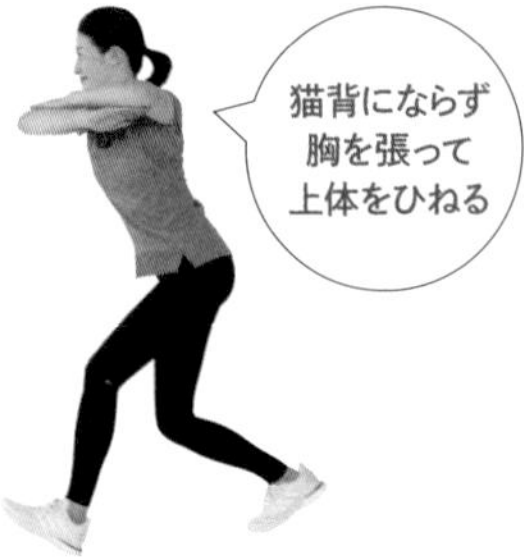

左右交互に速く!
40歩×3セット

上半身（胸椎）と骨盤の回旋をリンクさせ、ウエストをしっかりひねることを意識しましょう。速いスピードで行うことで、同時に有酸素運動もできます。

※最初は1セットからはじめてみてください。

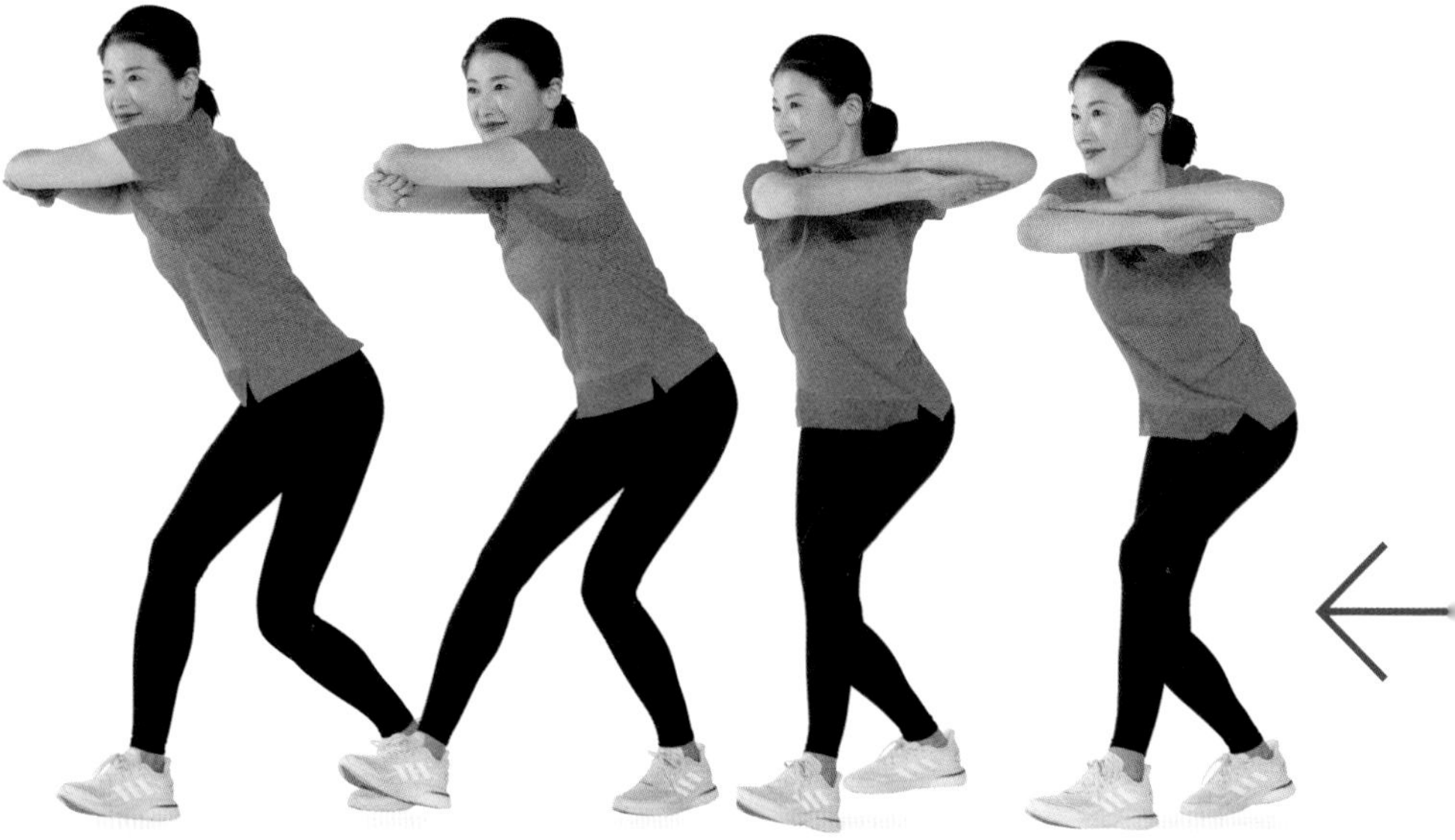

中腰で肩の高さで両腕を水平に重ね、ウエストを左右にひねる。それに合わせてツイストするように骨盤を回旋させ、大股でかかとをできるだけ遠くに着地させながら速いスピードで。

POINT!

- ☑ 上半身の回旋と骨盤の回旋のリンクを意識!
- ☑ 内股やガニ股にならずつま先はまっすぐ前に!
- ☑ 大股やスピードを上げて負荷をアップさせてやせる!

上半身（胸椎）の回旋と骨盤の回旋をリンクさせることで、ウエストまわりやお尻の筋肉を動かして代謝をアップするエクササイズ。スピードを上げ、大股で歩くことで負荷が上がり、脂肪が燃焼しやすくなるので「今日は食べすぎた」というときに行うのもおすすめ。

02 ／ 腕振りツイスト回旋大股歩き

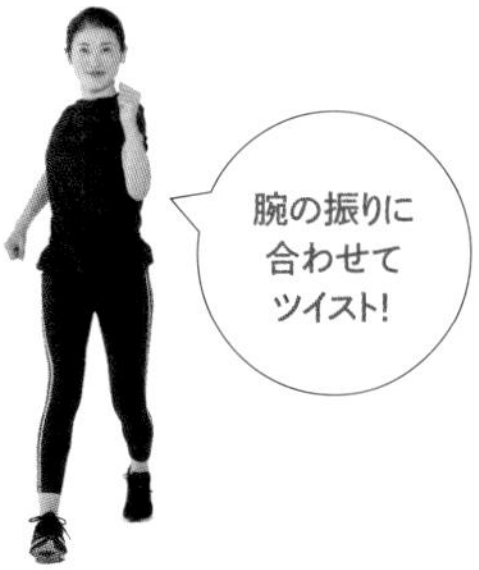

左右交互にゆっくり
40歩×3セット

骨盤の回旋は、上半身の回旋の大きさに比例します。このエクササイズは腕を大きく前後に振る力を使い、上半身と骨盤の回旋をしっかり連動させることが大切です。

※最初は1セットからはじめてみてください。

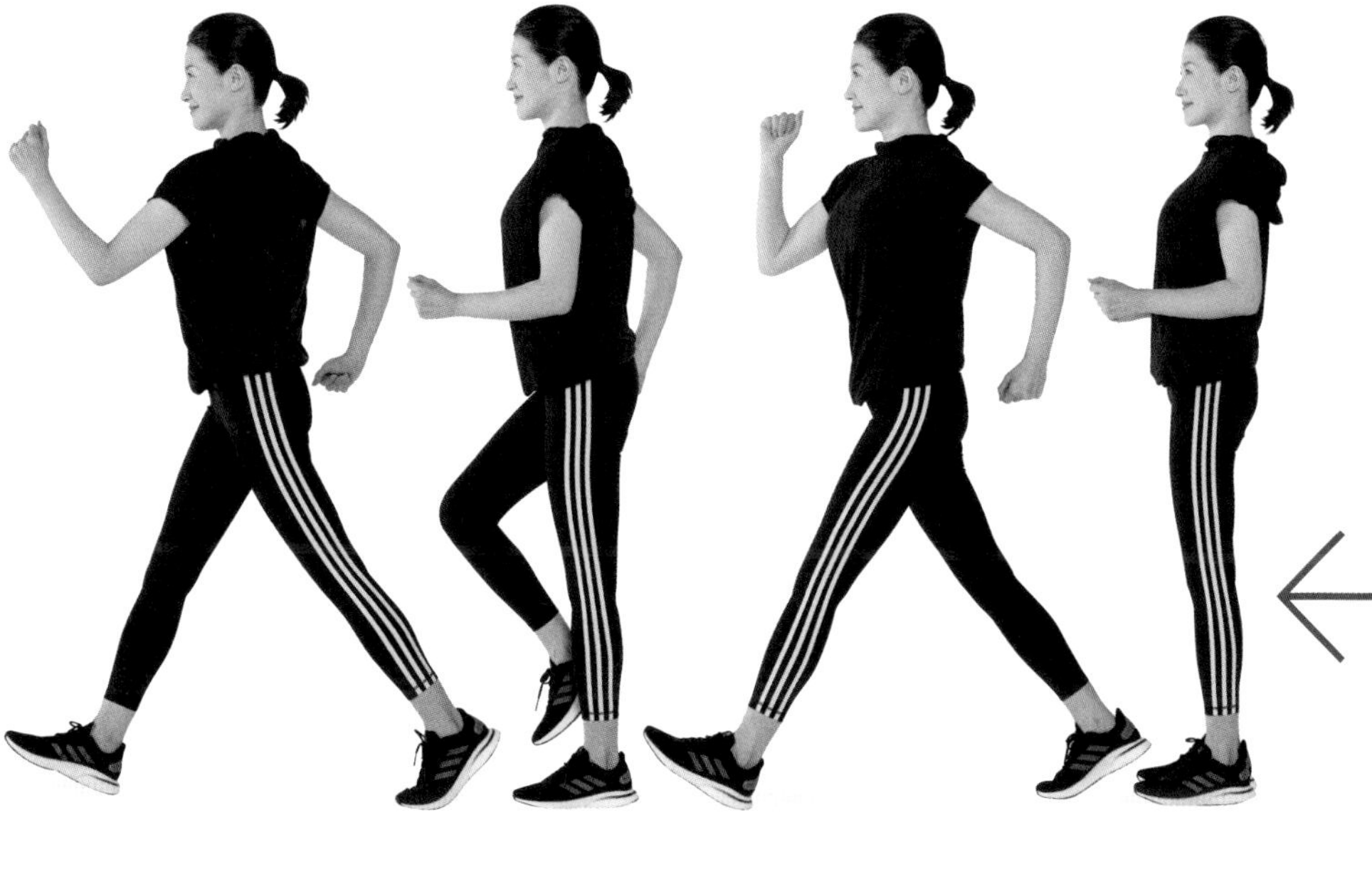

腕を大きく前後に振り、その動きに合わせてツイストするように上半身をひねって歩く。骨盤をしっかり回旋させるイメージで。足を前方に大きく振り出すようにゆっくりと大股で歩く。

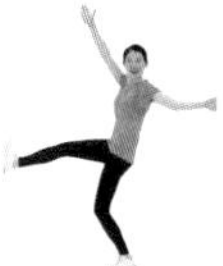

寝たきりの原因＝転倒を回避

つまずき・転倒予防

01 内股かかと歩き

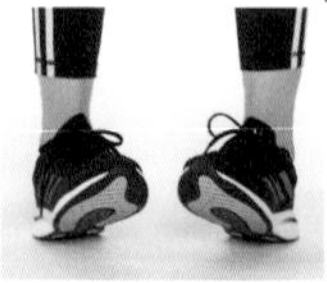

左右交互に
20歩×3セット

かかとに重心を置き、ペンギンのように歩くエクササイズ。股関節の力をより足に伝達しやすい内股をキープすることで、つまずきや転倒を予防します。

※最初は1セットからはじめてみてください。

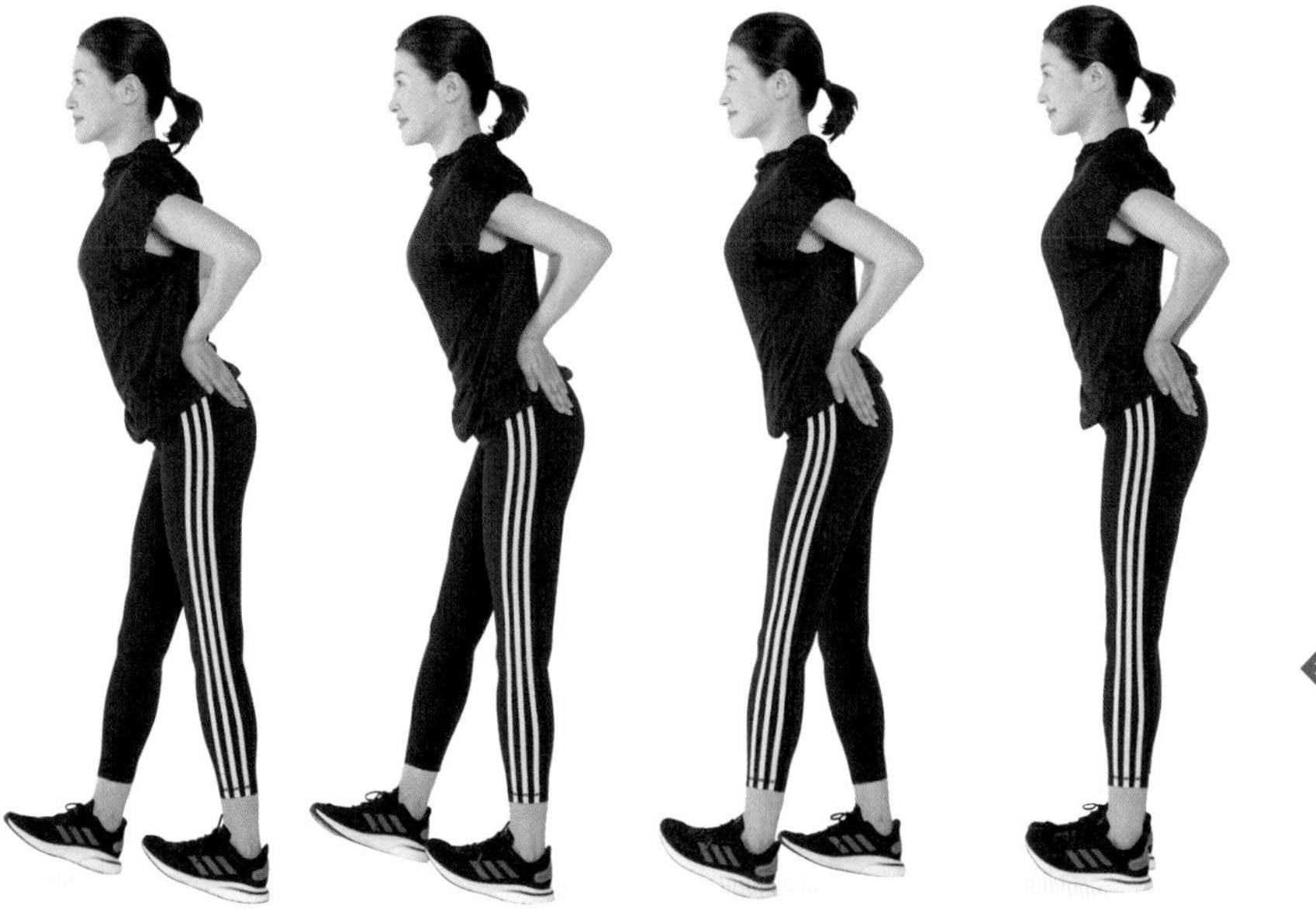

足幅はこぶし1個分。つま先を内股にして重心をかかとに置き、軸脚のひざはなるべく伸ばしたまま歩く。股関節とすねの前側、足の甲の筋肉を意識してゆっくりと歩く。

おとな世代のＱＯＬを著しくダウンさせ、健康寿命を脅かす転倒によるけがや骨折は、３Ｄウォーク エクササイズで回避しましょう。まっすぐに立つ姿勢を保つための筋肉を鍛え、骨盤を安定させ、股関節やひざを柔軟にして重心移動をスムーズにすることで、つまずきや転倒を予防します。

POINT!

- ☑ 左右のバランスを確認しながら行う
- ☑ 股関節を柔軟にして脚の復元力を向上
- ☑ かかとを安定させて転倒しにくい体に

02 ／ 両手片脚上げ歩き

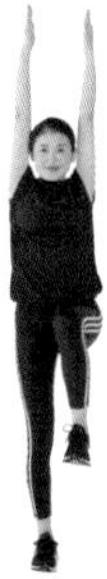

上半身をまっすぐに！ひざも高く

左右交互に
20歩×3セット

正しい歩き方の条件「まっすぐに立つ」をかなえるフラミンゴ ウォークの応用編。上半身を片脚でしっかり支えて、ボディバランスを制御できる下半身をつくります。

※最初は1セットからはじめてみてください。

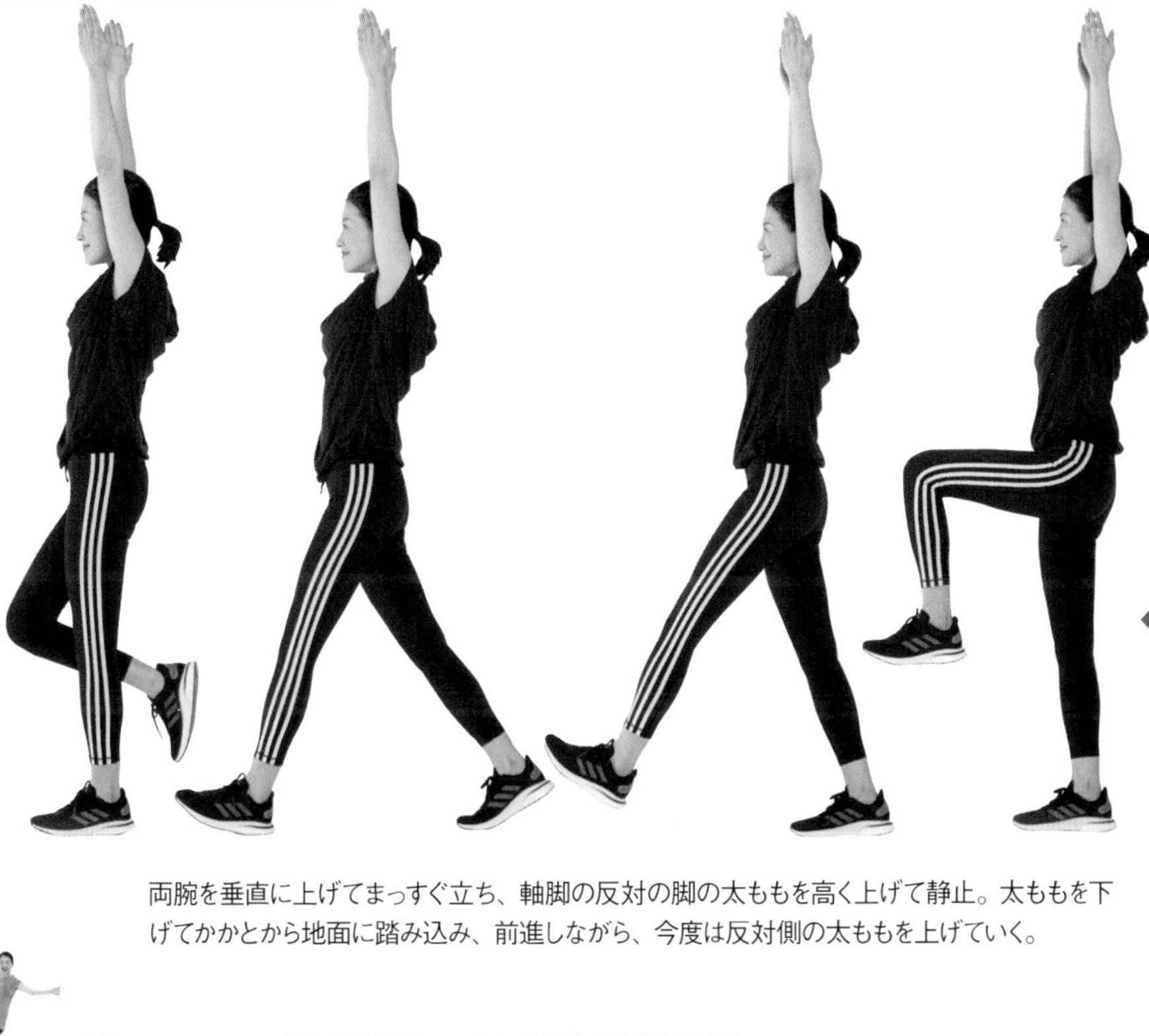

両腕を垂直に上げてまっすぐ立ち、軸脚の反対の脚の太ももを高く上げて静止。太ももを下げてかかとから地面に踏み込み、前進しながら、今度は反対側の太ももを上げていく。

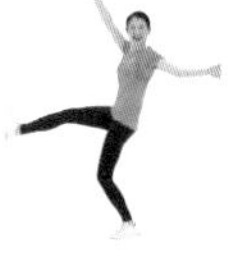

epilogue

～あなたの未来を輝かせるために～

最近は、街や公園などでウォーキングをする人々を見かけることが増えました。

２０１８年のデータでは、日本のウォーキング人口は４６００万人以上いるという結果が発表されています。

たくさんの方が健康や美容を意識してウォーキングすることは、とても素晴らしい傾向だと思います。

健康な心と体は、歩くだけでつくっていける

10年後、20年後の自分を思い描いてみたことはあるでしょうか？

今はコロナ禍という非常時にありますが、それを乗り越えた先には、楽しそうなイベント、テレビで紹介されていたおいしそうなお店、いつか訪れたい憧れの場所、そして家族や友人と過ごすかけがえのない時間が待っています。

正しく歩く力を身につければ、これからずっと自分の意思と脚で好きなところに行くことができて、人生を楽しむことができるのです。

歩くことは単に体の健康だけでなく、メンタルにもよい作用をもたらします。欧米では「ウォーキング セラピー」という歩きを取り入れた心理療法もあります。悩みを抱えているとき、ふさぎ込んでしまうときも、歩くことで気分転換になったり、気持ちが軽くなったりします。まさに歩くことで脳が活性化していくのです。

健康な心身をつくるのは、お医者様でもサプリメントでもない、あなた自身です。人生の最後の一日まで、自分らしくありたいと思っている方は、ぜひ「3Dウォークエクササイズ」をはじめてみてください。

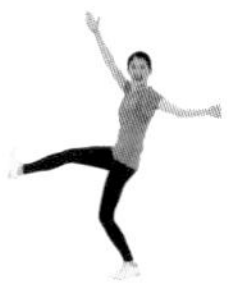

歩くことで美しくなれる、自信が湧いてくる

「３Ｄウォーク エクササイズ」は、誰でもできるかんたんな動きなので、運動に苦手意識がある方、しばらくスポーツから遠ざかっていた方でも、まったく問題ありません。むしろ、今まで運動していなかった方ほど、体がみるみる変わることを実感していただけると思います。

ジムや体育館などに行く必要はないし、スポーツウェアに着替え、スポーツシューズに履き替える手間も一切ありません。「ちょっとそこまで」の外出や買い物、犬の散歩、駅までの道のりなど、日常生活の歩くシーンを、正しい姿勢と重心移動、骨盤の回旋を意識した「３Ｄウォーク」に変えるだけでいいのです。

私のお客様には80代の方が何人もいらっしゃいます。筋肉は何歳からでも発達するし、体を改善することができます。遅すぎるということはないのです。

美しい歩き方を身につけると、歩く姿に凛としたオーラがあふれてきます。ます

ます歩くことが楽しくなります。

きれいに歩くとは、どんなに素敵なファッションに身を包むよりも、あなたを魅力的に見せてくれます。自分に自信が湧いてきます。

「3Dウォーク」をマスターするだけで
心も体も健やかに整えられていきます。
あなたの未来はきっと輝きはじめます。

2021年5月

松尾タカシ

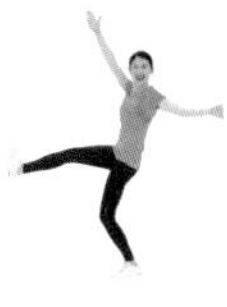

松尾タカシ

まつお・たかし／ PROGRESS BODY 代表。
1968年生まれ。身体機能を活性化しながら姿勢を正し、
身のこなしを美しく変える独自メソッド「PROGRESS BODY」を開発。
ウォーキングやエクササイズのグループレッスン、
企業向けレッスンを行うほか、健康グッズの開発も手掛ける。
アメリカスポーツ医学会認定運動生理学士。
著書に『ヤセたければおしりを鍛えなさい。』(講談社)、
『「おしり」を鍛えると一生歩ける! 寝たきり・腰痛・ひざ痛を防ぐ』
(池田書店)など。

松田雅弘

まつだ・ただみつ／順天堂大学保健医療学部理学療法学科
先任准教授。首都大学東京にて理学療法学博士号取得。
専門は理学療法学、リハビリテーション学、認知神経科学など。

PHOTOGRAPHER
浜村達也

MODEL
大橋規子

STYLIST
岡田早苗

HAIR&MAKE-UP
吉田佳奈子

ILLUSTRATION
きくちりえ (Softdesign LLP)

WRITER
佐治 環

DESIGNER
橘田浩志

EDITOR
野津山美久

講談社の実用BOOK

きれいに歩《ある》けば長《なが》生《い》きできる
世界標準3Dウォークの奇跡

2021年5月19日　第1刷発行

著者：松尾《まつお》タカシ
監修：松田雅弘《まつだただみつ》

発行者：鈴木章一
発行所：株式会社 講談社
〒112-8001　東京都文京区音羽 2-12-21
TEL：編集　03-5395-3400
　　販売　03-5395-4415
　　業務　03-5395-3615

印刷所：凸版印刷株式会社
製本所：大口製本印刷株式会社

CO-OPERATION

・ピンクのレギンス ¥8239、タンクトップ ¥4389、シューズ ¥10989 (ブルゾン スタイリスト私物)
・黒のライン入りレギンス ¥4719、シューズ ¥10189 (トップス スタイリスト私物) 以上すべてアディダス／アディダスグループお客様窓口 0570-033-033

ISBN 978-4-06-522782-4

KODANSHA